中药临床药师规范化培训大纲

中华中医药学会医院药学分会
中国药师协会中药临床药师分会 ｜组织编写
北京中医药学会中药人才培养工作委员会
曹俊岭 主编

U0235309

人民卫生出版社

图书在版编目（CIP）数据

中药临床药师规范化培训大纲 / 曹俊岭主编. —北京：人民卫生出版社，2020

ISBN 978-7-117-29348-8

Ⅰ.①中… Ⅱ.①曹… Ⅲ.①中药学 - 临床药学 - 技术培训 - 教学大纲 Ⅳ.①R285.6-41

中国版本图书馆 CIP 数据核字（2020）第 010331 号

| 人卫智网 | www.ipmph.com | 医学教育、学术、考试、健康，购书智慧智能综合服务平台 |
| 人卫官网 | www.pmph.com | 人卫官方资讯发布平台 |

版权所有，侵权必究！

中药临床药师规范化培训大纲

组织编写：中华中医药学会医院药学分会

中国药师协会中药临床药师分会

北京中医药学会中药人才培养工作委员会

主　　编：曹俊岭

出版发行：人民卫生出版社（中继线 010-59780011）

地　　址：北京市朝阳区潘家园南里 19 号

邮　　编：100021

E - mail：pmph @ pmph.com

购书热线：010-59787592　010-59787584　010-65264830

印　　刷：中农印务有限公司

经　　销：新华书店

开　　本：787×1092　1/16　印张：9

字　　数：166 千字

版　　次：2020 年 2 月第 1 版　2020 年 2 月第 1 版第 1 次印刷

标准书号：ISBN 978-7-117-29348-8

定　　价：29.00 元

打击盗版举报电话：010-59787491　**E-mail：WQ @ pmph.com**

质量问题联系电话：010-59787234　**E-mail：zhiliang @ pmph.com**

中药临床药师规范化培训大纲
编写委员会

主　编　曹俊岭

副主编　冯光富　李松梅　林晓兰　欧阳荣　孙洪胜
　　　　唐洪梅　唐进法　汪永忠　王丽霞　王世伟
　　　　薛春苗　姚　毅　赵生俊　邹爱英

编　委（按姓氏拼音排序）

曹俊岭　北京中医药大学东方医院

陈　军　深圳市中医院

陈红梅　杭州市中医院

陈树和　湖北省中医院

陈雪梅　厦门市中医院

方东军　黑龙江中医药大学附属第一医院

冯光富　四川省骨科医院

高　艳　长春中医药大学附属医院

关胜江　河北省中医院

郭桂明　首都医科大学附属北京中医医院

华国栋　北京中医药大学东直门医院

柯　洪　成都中医药大学附属医院

李德秀　湖北省中西医结合医院

李培红　中国中医科学院西苑医院

李松梅　云南省中医医院

李亚秋　辽宁中医药大学附属医院

梁　艳　北京中医药大学东直门医院

林　华　广东省中医院

林晓兰　首都医科大学宣武医院

刘效栓　甘肃省中医院

欧阳荣　湖南中医药大学第一附属医院

潘　霖　北京中医药大学东直门医院

邱雄泉　广州中医药大学附属中山中医院
沈夕坤　苏州市中医医院
孙洪胜　山东中医药大学附属医院
唐洪梅　广州中医药大学第一附属医院
唐进法　河南中医药大学第一附属医院
唐琍萍　江西中医药大学附属医院
汪永忠　安徽中医药大学第一附属医院
王　晴　北京中医药大学东直门医院
王景红　中国中医科学院望京医院
王丽霞　中国中医科学院广安门医院
王世伟　山西省中医院
王叶茗　广州市中西医结合医院
许丽雯　上海中医药大学附属龙华医院
薛春苗　北京中医药大学东直门医院
杨　敏　重庆市中医院
杨新建　天津市中医药研究院附属医院
杨文华　北京中医药大学东直门医院
姚　毅　江苏省中医院
于　蕾　内蒙古自治区中医医院
岳宝森　西安市中医医院
张碧华　北京医院
张建玲　贵州中医药大学第一附属医院
张相林　中日友好医院
张艳菊　首都医科大学附属北京儿童医院
赵奎君　首都医科大学附属北京友谊医院
赵生俊　新疆医科大学附属中医医院
邹爱英　天津中医药大学第二附属医院

前　言

中华中医药学会组织的中药临床药师培训自 2017 年 3 月开始招生以来,已培训学员 900 余名。培训基地共 43 家,共设培训专业 14 个。该培训受到广大中药师的热烈欢迎,同时也得到了行业内的广泛关注和大力支持。经过两年多的培训,培训模式逐步完善,培训内容趋于一致。为更好地开展中药临床药师培训工作,加快中药临床药师规范化培训制度建设,构建合理的培训体系,不断提升培训质量,中华中医药学会医院药学分会、中国药师协会中药临床药师分会和北京中医药学会中药人才培养工作委员会共同组织编写形成了《中药临床药师规范化培训大纲》,以下简称《培训大纲》。

该《培训大纲》内容包括三部分:第一部分总则,从整体思路设置该培训大纲的培训目标、培训原则、培训方式、培训内容、培训要求及考核要求等;第二部分为各专业培训大纲的具体细则,所涵盖的专业有肺病、心血管病、脾胃病、肾病、脑病、肿瘤、内分泌病、风湿病、皮肤病、妇科、儿科、老年病、骨科等 13 个专业,另外还包含了中医医院和综合医院通科专业的培训大纲内容;第三部分为该培训所需的一些附件,主要包括《中药临床药师培训基地学员申请表》《中药临床药师培训记录手册》《中药临床药师培训考核手册》、学员结业考核用表、教学药历等。该《培训大纲》主要供各培训基地和培训学员参考使用,同时供行业内学习及查询使用。

中华中医药学会医院药学分会

中国药师协会中药临床药师分会

北京中医药学会中药人才培养工作委员会

2019 年 11 月

目　　录

中药临床药师规范化培训大纲

为规范中药临床药师培养模式与培训内容、保证培训质量、提升培训效果，制定本《培训大纲》。

第一部分

总　　则

一、培训目标

通过培训,使学员初步具备独立胜任中药临床药师工作的能力,在思想认识、专业知识和实践能力上达到以下目标:

1. 对中药临床药师的相关概念和基本理念有较深刻的认识和理解。

2. 具备阅读医疗文书(如病历和相关检验、检查报告)的能力。

3. 树立中药临床药学思维,具备药学查房、药学监护、药物治疗评价与分析、药历书写、案例分析、文献阅读、处方和用药医嘱审核评价、中西药联合使用等专业知识与实践的技能。

4. 具备独立开展用药咨询和用药教育的能力。

5. 具备一定的中药饮片鉴别能力,能协助医师选择合适的中药炮制品,能指导患者正确煎服中药。

6. 具备与医师、护师及患者良好交流沟通的能力。

7. 具备发现、解决、预防潜在用药问题或解决药物应用中的实际问题的能力。

8. 具备发现、上报及评价药品不良反应的能力。

9. 初步具备参与临床会诊以及协助临床医师制订、优化治疗方案的能力。

10. 具备针对特殊人群(老人、孕妇、婴幼儿、心功能异常、肝功能异常、肾功能异常、低蛋白血症等)制订个体化用药的能力。

11. 具备利用计算机网络检索国内外药学文献,阅读和分析所培训专科临床药物治疗的中文、外文文献的能力。

12. 具备一定的科研思维能力、创新能力及带教能力。

二、培训原则

1. 中药临床药师培训属岗位培训,旨在加强中药临床药师队伍建设,提高中药临床药学服务能力和实践技能,为医疗机构培养临床应用型中药学专业技术人才。

2. 基地培训应坚持应用性、实践性和服务性的培训原则。

3. 参加培训的药师应认真学习和执行专业培训计划,明确学习目的,认真书写《中药临床药师培训记录手册》与《中药临床药师培训考核手册》,重视总结实践经验,做到勤学、勤记、勤看、勤问、勤实践,保质保量地完成培训任务。

4. 培训期间无寒、暑假期,严格执行请假制度,一般不准事假。特殊情况请假需经批准,缺课时间应利用周末及节假日弥补,以确保时间。

三、培训方式

1. 在临床药师和临床医师指导下,以课程教育与临床用药实践相结合的培养模式进行培训,应紧密结合临床工作实际,培养临床药学的应用型人才,提升其参与临床药物治疗的工作能力。

2. 培训基地根据培训工作需要成立带教组。每个带教组由中药临床药师、中药饮片鉴别药师和临床医师各一人组成,以中药临床药师带教为主。

3. 培养时间为 1 年,全脱产学习。

4. 一般在药学部轮转 6~8 周,在临床科室(包括病区和门诊)轮转 38~40 周,在相应医技科室培训 1~2 周,参加结业考核约 1 周。各培训基地可根据基地和学员实际情况做适当调整。

四、培训内容

1. 理论课程培训包括(但不限于)以下内容:

(1)药事管理知识。

(2)医疗文书相关内容。

(3)中医(西医)内科学相关病种知识。

(4)中医(西医)诊断学基础。

(5)中药(西药)治疗学。

(6)药学(中药)文献检索。

（7）交流与沟通技术。

（8）方剂学与中成药。

（9）职业道德、医学伦理相关内容。

（10）中药炮制和中药饮片鉴别的相关知识。

2. 临床实践技能培训包括（但不限于）以下内容：

（1）中药饮片鉴别。

（2）处方点评。

（3）医嘱审核。

（4）不良反应上报及评价。

（5）药学查房。

（6）药学监护。

（7）患者用药教育。

（8）药物咨询。

（9）药历分析。

（10）疑难病例讨论。

五、培训要求

1. 掌握专科或通科常见疾病（至少5个病种）中西医诊断、病因病理、鉴别诊断、检查方法、中西药药物治疗及治疗效果的评价。

2. 掌握专科或通科常用中药（不少于100种）的基源、主产地、药用部位、鉴定、炮制、药性特点、功能主治、用法用量、煎服方法、使用注意等；了解其药用本草沿革、现代药理作用等。

3. 掌握专科或通科常用中成药（不少于50种）的药物特点、功效主治、用法用量、使用注意、不良反应、禁忌证、药物相互作用、临床评价等知识与技能。

4. 掌握常用方剂（不少于50个）的组成、主治证、不同炮制品的选择、应用规律、使用注意等。

5. 掌握专科或通科常用西药（不少于50种）的适应证、用法用量、药理作用、相互作用、药代动力学特点、常见不良反应及使用注意等。

6. 掌握15种重点监护药物品种（包括毒性中药、中药注射剂、不良反应发生率高的药品、特殊人群禁忌品种等）的监护要点，并能制订相应的监护计划，协助医生优化治疗方案。

7. 完成一定数量的医疗文书（表1-1）。

8. 有条件的医院可增加临方炮制、临方制剂、药学门诊等方面的培训。

表 1-1 需要完成的医疗文书内容及数量

内容	总数量
学习病种病历	50 例
教学药历	15 份
病例分析	5 份
文献阅读报告	5 份
病例讨论	20 次
不良反应报告	5 例
用药咨询	20 份
用药教育材料	10 份

六、考核要求

1. 成立考核小组　由中药临床药学专家及临床医学专家 3~5 人组成。考核小组中中药临床药学专家及临床医学专家至少各 1 人，院外专家至少 1 人。

2. 考核评估采取定性与定量相结合的方式　其中量化指标均有计算方法和标准，评估时，由考核专家小组采取查阅材料、实地考察、学员考核等多种方式作出评判。总分 60 分为合格。

七、考核内容与形式

依照《中药临床药师培训记录手册》与《中药临床药师培训考核手册》的要求进行综合评价。

1. 资料检查（学员按规定完成的医疗文书）　检查学员撰写的用药教育材料、教学药历、病例分析及培训手册，随机抽取学员所写的教学药历、病例分析各 1 份进行评分。

2. 实践能力考核　包括临床实践能力和中药饮片鉴别能力。临床实践能力主要考核培训学员的临床药物治疗分析处理能力、与患者沟通的能力、用药教育、药学咨询等实践操作技能；中药饮片鉴别能力主要考核对中药饮片的辨识。考核小组根据学员表现进行评分。

3. 理论考核　考核内容由培训基地根据"中药临床药师各专业培训大纲"设计笔试内容，一年进行至少 2 次理论考试。

第二部分

各专业培训大纲

肺病专业培训大纲

一、培训目标

通过培训,使学员树立中药临床药学思维,掌握肺病专科中药临床药师应具备的基本知识与技能,具备今后可持续开展肺病专科中药临床药学工作的能力。

二、科室轮转与时间安排

轮转科室	时间	培训内容
药学部相关部门(如门诊/住院药房、咨询室、制剂室、煎药室等)	6~8周	肺病专科常用药物梳理总结,掌握肺病专科常用西药和常用中成药的学习;住院医嘱审核、处方点评。中药饮片处方审核;常用中药饮片鉴别、炮制、品种学习;肺病专科常用方剂整理学习;中药饮片煎煮;用药咨询
相关医技辅助科室实践(肺功能/微生物室)	1~2周	了解肺功能主要测定项目及意义,了解微生物室的基本工作流程,熟悉常见病原微生物的药敏报告解读
临床药物治疗实践(病区和门诊)	38~40周	①参加肺病专科病区住院患者的初诊查房、日常监护查房和出院教育;②撰写查房记录、教学药历、典型病例分析、会诊或病例讨论记录、用药咨询记录、药品不良反应监测报告、文献阅读报告、用药教育记录等文书;③跟随副主任医师及以上职称的专家出诊,一般一周1~2次,抄方学习,由临床相关带教老师在诊间教授中医辨证用药技能
结业考核	1周	完成理论考试;完成中药饮片鉴别能力考核、学员沟通和接诊能力面试考核、案例考核。安排专家担任评委,对每位学员进行考评

注:各培训基地可根据情况适当调整,酌情安排。

三、培训内容与要求

（一）综合素质培训

1. 掌握中医药相关管理文件　《中华人民共和国药品管理法》《医疗机构药事管理规定》《抗菌药物临床应用管理办法》《抗菌药物临床应用指导原则》（2015版）、《处方管理办法》《医院处方点评管理规范（试行）》《麻醉药品临床应用指导原则》《精神药品临床应用指导原则》《药品不良反应报告和监测管理办法》《中华人民共和国药典》《中药注射剂临床使用基本原则》《中成药临床应用指导原则》等药事法规或规范性文件的相关内容。

2. 通过职业道德和法律法规知识教育，受训者应具有职业责任感、法律意识，能自觉规范自身职业行为，尊重患者并维护其合理用药权益。

（二）肺病专科疾病的中医学基础知识

1. 掌握脏腑理论中有关肺的生理、病理知识。

2. 熟悉肺系疾病的病证范围、病因病机、发展规律、证候分类、主要证型、辨证要点。

3. 熟悉常见肺系疾病的中医诊疗过程。

（三）肺病专科疾病的现代医学基础知识

1. 掌握呼吸系统的解剖生理特点，了解呼吸系统的生理功能。

2. 了解呼吸科常见疾病的发病机制、临床表现、诊断、治疗原则和治疗方法。

（四）肺病专科现代临床技能培训

1. 掌握下列常见症状在呼吸疾病诊疗中的临床意义。

（1）发热。

（2）咳嗽。

（3）咳痰。

（4）咯血。

（5）胸痛或胸部不适。

（6）发绀。

（7）呼吸困难。

2. 熟悉以下检验或检查项目的意义，对结果具有初步的分析和应用能力。

（1）血液常规及各项生化检查。

（2）尿液常规。

（3）大便常规。

（4）肺功能。

（5）病原微生物检查。

（6）血气分析。

（7）胸 X 线片、胸 CT、心电图。

（五）肺病专科常见病、多发病、危重病培训

1. 在以下所列病种中选择至少 5 种作为指定学习病种（其中 1~3 必选），掌握指定学习病种的临床表现、中西医病因病机、中西药治疗原则及相关治疗指南。

（1）哮病（如支气管哮喘）。

（2）肺胀（如慢性阻塞性肺疾病）。

（3）风温肺热病（如非重症社区获得性肺炎）。

（4）肺痈（如肺脓肿）。

（5）肺痿（如肺间质纤维化）。

（6）肺痨（如肺结核）。

（7）咳嗽（如感冒后咳嗽或感染后咳嗽）。

（8）胸痹（如肺栓塞）。

（9）肺络张（如支气管扩张）。

2. 了解以下危重症的中西医诊断要点、抢救措施。

（1）大咯血（如支气管扩张、肺结核）。

（2）胸痹（如急性肺栓塞）。

（3）喘证、肺胀、昏迷、闭脱（如呼吸衰竭）。

（4）胸痹、咳嗽、喘证（如气胸）。

（六）肺病专科常用方剂、中西药物培训

1. 掌握至少 50 首常用方剂（见附表 1）的组成、正确煎服法、功用主治及证治要点，熟悉其方义及常用加减法，了解其来源及现代应用。

2. 掌握 100 种以上肺病专科常用中药饮片（见附表 2）的基源、药用部位、来源产地、鉴别要点、产地处理、炮制加工、性味归经、功效主治、用法用量及临床合理选用、药物使用注意和不良反应等。

3. 掌握 80 种以上肺病专科常用西药（见附表 3）的作用机制、药效学、药代动力学、适应证、常用剂量和给药方法、不良反应、禁忌证、药物相互作用、临床评价、有关药品的"专家共识"等知识与技能。

4. 掌握 50 种以上肺病专科常用中成药（见附表 4）的功效主治、不良反应及合理运用，了解其使用注意事项。

5. 掌握 24 种重点监护药物品种（见附表 5），包括毒性中药、中药注射剂、不良反应发生率高的药品、特殊人群禁忌品种等的监护要点、中毒指标、临床表现、中毒剂量及评价和救治方法，并能制订相应的监护计划，协助医生优化治疗方案。

6. 熟悉肺病专科常见的药物相互作用。

附表1　推荐学习方剂

类别	方剂
解表剂	麻黄汤、桂枝汤、银翘散、小青龙汤、止嗽散、桑菊饮、麻黄细辛附子汤、麻杏石甘汤
泻下剂	大承气汤、麻子仁丸
和解剂	小柴胡汤、四逆散、逍遥散、半夏泻心汤
温里剂	理中丸、参附汤、四逆汤
补益剂	四君子汤、参苓白术散、补中益气汤、生脉散、玉屏风散、四物汤、归脾汤、当归补血汤、炙甘草汤、六味地黄丸
安神剂	天王补心丹、酸枣仁汤、朱砂安神丸
理气剂	柴胡疏肝散、瓜蒌薤白半夏汤、枳实薤白桂枝汤、葶苈大枣泻肺汤
理血剂	血府逐瘀汤、补阳还五汤、咳血方
治风剂	天麻钩藤饮、镇肝熄风汤
治燥剂	杏苏散、桑杏汤、养阴清肺汤
祛湿剂	五苓散、防己黄芪汤、五皮饮、苓桂术甘汤、真武汤
祛痰剂	二陈汤、半夏白术天麻汤、贝母瓜蒌散、三子养亲汤、清气化痰丸
祛暑剂	清络饮、香薷散
清热剂	白虎汤、竹叶石膏汤、黄连解毒汤、普济消毒饮、龙胆泻肝汤、泻白散、左金丸、葛根黄芩黄连汤

附表2　推荐学习中药饮片

类别	中药饮片
解表药	麻黄、桂枝、防风、荆芥、柴胡、白芷、薄荷、升麻
清热药	石膏、知母、决明子、夏枯草、黄芩、黄连、黄柏、金银花、连翘、生地黄、牡丹皮、玄参、苦参、栀子、赤芍
泻下药	大黄、番泻叶
祛风湿药	羌活、独活、五加皮、桑寄生
化湿药	藿香、佩兰、苍术、砂仁
利水渗湿药	茯苓、车前子、泽泻、猪苓、车前子、虎杖
温里药	附子、干姜、肉桂、吴茱萸、荜茇、荜澄茄
理气药	陈皮、青皮、木香、沉香、香附、枳壳、川楝子

类别	中药饮片
消食药	山楂、神曲、麦芽、鸡内金
止血药	三七
活血药	延胡索、川芎、郁金、红花、丹参、川牛膝、怀牛膝、莪术、益母草、泽兰、姜黄
补益药	人参、太子参、党参、西洋参、白术、黄芪、百合、北沙参、麦冬、石斛、黄精、鳖甲、何首乌、当归、山药、白芍、菟丝子、甘草、女贞子、枸杞、续断、杜仲、鹿茸
化痰止咳药	浙贝母、川贝母、半夏、陈皮、瓜蒌、桔梗、旋覆花、桑白皮、枇杷叶、昆布、苦杏仁、葶苈子、紫菀、款冬花
安神药	酸枣仁、龙骨、琥珀、合欢皮、石菖蒲、远志
平肝息风药	僵蚕、天麻、蜈蚣、全蝎、地龙、钩藤、珍珠粉
收涩药	五味子、山茱萸

附表3　推荐学习西药

类别		西药名称
抗感染药	青霉素类/酶抑制剂复合制剂	青霉素钠、苯唑西林、阿莫西林克拉维酸钾、哌拉西林他唑巴坦、替卡西林钠克拉维酸钾
	头孢菌素类/酶抑制剂复合制	头孢唑林、头孢替安、头孢呋辛、头孢克洛、头孢克肟、头孢曲松、头孢他啶、头孢吡肟、头孢哌酮舒巴坦
	头霉素类	头孢美唑、头孢西丁
	单酰胺环类	氨曲南
	氧头孢烯类	拉氧头孢
	碳青霉烯类	美罗培南、亚胺培南
	林可霉素类	克林霉素
	氟喹诺酮类	左氧氟沙星、莫西沙星、环丙沙星
	大环内酯类	红霉素、阿奇霉素、克拉霉素、罗红霉素
	四环素类	多西环素、米诺环素
	甘氨酰类	替加环素
	糖肽类	万古霉素、替考拉宁
	噁唑烷酮类	利奈唑胺
	氨基糖苷类	阿米卡星、依替米星
	硝基咪唑类	奥硝唑、甲硝唑
	抗真菌类	氟康唑、伊曲康唑、伏立康唑、卡泊芬净、泊沙康唑
	抗结核药类	利福平、异烟肼、吡嗪酰胺、乙胺丁醇
	抗病毒类	阿昔洛韦、更昔洛韦、奥司他韦、帕拉米韦、扎那米韦

续表

类别		西药名称
镇咳药		可待因、右美沙芬
祛痰药		氨溴索、溴己新、羧甲司坦、乙酰半胱氨酸
平喘药	短效β受体激动剂	沙丁胺醇、特布他林
	长效β受体激动剂	福莫特罗、沙美特罗
	M胆碱受体拮抗剂	异丙托溴铵、噻托溴铵
	甲基黄嘌呤类	氨茶碱、茶碱、多索茶碱
过敏介质阻释剂	白三烯调节剂	孟鲁司特
抗组胺药物	H_1受体拮抗剂	氯雷他定
糖皮质激素	吸入制剂	布地奈德、倍氯米松、氟替卡松
	全身用药	泼尼松、泼尼松龙、甲泼尼龙、地塞米松
呼吸兴奋剂		尼可刹米、洛贝林
抗凝药物		华法林、那曲肝素、依诺肝素、达比加群酯、利伐沙班
止血药		酚磺乙胺、维生素K_1、鱼精蛋白、血凝酶（尖吻蝮蛇血凝酶、白眉蛇毒血凝酶）

附表4　推荐学习中成药（根据各医院实际情况掌握）

类别	中成药名称
解表剂	感冒清热颗粒、正柴胡饮颗粒、柴银口服液、玉屏风颗粒
清热剂	连花清瘟片、痰热清注射液、新癀片、热毒宁注射液、肿节风片、银黄片、血必净注射液、喜炎平注射液、炎琥宁注射液
泻下剂	便通胶囊、芪蓉润肠口服液
开窍剂	安宫牛黄丸
温里剂	参附注射液
补益剂	补心气口服液、参麦注射液、生脉注射液
安神剂	柏子养心丸、安神补脑液、百乐眠胶囊、天王补心丸、甜梦口服液
活血剂	复方丹参片（滴丸）、银杏叶片、舒血宁注射液、注射用血塞通、注射用灯盏花素、银杏达莫注射液、速效救心丸、血府逐瘀口服液、冠心丹参滴丸、参松养心胶囊、稳心颗粒、苦碟子注射液
化痰止咳平喘剂	通宣理肺丸（口服液）、小青龙胶囊、二陈丸、利肺片、蛇胆陈皮散、强力枇杷膏、宣肺止嗽合剂、清宣止咳颗粒、苏黄止咳胶囊、肺力咳胶囊、橘红丸、复方鲜竹沥液、养阴清肺丸、蛤蚧定喘胶囊、金荞麦片、金振口服液
治风剂	松龄血脉康胶囊、复方罗布麻颗粒（片）、山绿茶降压片、牛黄降压丸（片,胶囊）
其他	荷丹片、血脂康胶囊、绞股蓝总苷片、消渴丸

附表 5　推荐重点监护品种

西药品种	华法林、利伐沙班、达比加群酯、万古霉素、低分子肝素、伏立康唑
中药饮片	附子、川乌、草乌、天南星、半夏、麻黄、大黄、葶苈子、山豆根、苦杏仁、白果、细辛、吴茱萸、川楝子、全蝎、莪术
中成药	痰热清注射液、热毒宁注射液、参附注射液、参麦注射液、舒血宁注射液、注射用血塞通、苦碟子注射液、血必净注射液、喜炎平注射液、炎琥宁注射液

（七）学会中西医结合教学药历的书写，具有一定的口头和书面表达能力。

（八）具有与患者、医师及护士交流沟通的能力；具有文献检索与分析能力，能够为医师、护士提供中西药物信息材料，并开展相应的药物宣讲活动；能够为患者提供适宜的用药指导。

（九）能够参与住院患者常见肺病专科疾病的会诊，具有为接受中西药联合复杂药物治疗的患者提供药学服务的基本能力。

（十）掌握临方炮制及临方制剂的相关知识，能够接受相关临床科室的中药个体化服务会诊，独立完成中药特殊服务的会诊建议，协助科室完成个体化治疗。

（十一）具备今后可持续开展肺病专科中药临床药学工作的能力。

编写单位：新疆医科大学附属中医医院（组长单位）、广州中医药大学附属中山中医院、黑龙江中医药大学附属第一医院、湖北省中医院、中日友好医院、中国中医科学院西苑医院、安徽中医药大学第一附属医院、甘肃省中医院、重庆市中医院、广东省中医院、河南中医药大学第一附属医院、深州市中医院、湖北省中西医结合医院、广州中医药大学第一附属医院、江西中医药大学附属医院、上海中医药大学附属龙华医院、内蒙古自治区中医医院、山东中医药大学附属医院（排名不分前后）。

心血管病专业培训大纲

一、培训目标

通过培训，使学员树立中药临床药学思维，掌握心血管专科中药临床药师应具备的基本知识与技能，具备今后可持续开展心血管专科中药临床药学工作的能力。

二、科室轮转与时间安排

轮转科室	时间	培训内容
药学部相关部门（如门诊/住院药房、咨询室、制剂室、煎药室等）	6~8周	心血管专科常用药物梳理总结,掌握心血管专科常用西药和常用中成药的学习;住院医嘱审核。中药饮片处方或医嘱审核;常用中药饮片鉴别、炮制、品种学习;心血管专科常用方剂整理学习;中药饮片煎煮;用药咨询
相关医技辅助科室实践（心电图室、心动超声室、心肌酶检测、导管室等）	1~2周	掌握心电图检查的基本操作,能够阅读常见的心电图;了解超声心动及心肌酶各项指标的临床意义;了解心脏介入治疗的基本操作和注意事项等
临床药物治疗实践（病区和门诊）	38~40周	①参加心血管专科病区住院患者的初诊查房、日常监护查房和出院教育;②撰写查房记录、教学药历、典型病例分析、会诊或病例讨论记录、用药咨询记录、药品不良反应监测报告、文献阅读报告、用药教育记录等文书;③跟随副主任医师及以上职称的专家出诊,一般一周1~2次,抄方学习,由临床相关带教老师在诊间教授中医辨证用药技能
结业考核	1周	完成理论考试;完成中药饮片鉴别能力考核、学员沟通和接诊能力面试考核、案例考核。安排专家担任评委,对每位学员进行考评

注:各培训基地可根据情况适当调整,酌情安排。

三、培训内容与要求

（一）心血管专科疾病的中医学基础知识

1. 掌握脏腑理论中有关心的生理、病理知识。

2. 熟悉常见心血管疾病的病证范围、病因病机、主要证型及辨证要点、治疗原则及代表方剂。

3. 熟悉常见心血管疾病的中医诊疗过程。

（二）心血管专科疾病的现代医学基础知识

1. 掌握心血管专科常见疾病病因、发病机制、病理生理及鉴别诊断。

2. 熟悉循环系统的解剖生理特点,调节血液循环的神经体液因素。

3. 了解心血管专科常见疾病的临床诊疗过程。

（三）心血管专科现代临床技能培训

1. 掌握下列常见症状在心血管专科疾病诊疗中的临床意义。

（1）呼吸困难。

（2）胸痛或胸部不适。

（3）心悸。

（4）水肿。

（5）发绀。

（6）晕厥。

（7）咳嗽和咯血。

（8）头晕。

2. 熟悉以下检验或检查项目的意义,对结果具有初步的分析和应用能力。

（1）心肌损伤标志物检测。

（2）胸 X 线片。

（3）心电图、动态心电图。

（4）超声心动图。

（5）动态血压。

（6）心血管造影。

（7）平板运动试验。

（8）心衰标记物。

（9）CT 血管造影。

（10）凝血功能测定指标。

（11）肝肾功能。

（12）血脂。

（13）电解质。

（四）心血管专科常见病、多发病、危重病培训

1. 在以下所列病种中选择至少 5 种作为指定学习病种（其中 1~3 必选）,掌握指定学习病种的临床表现、中西医病因病机、中西药治疗原则及相关治疗指南。

（1）胸痹心痛（如冠心病、心绞痛）。

（2）心衰病（如慢性心力衰竭）。

（3）眩晕（如高血压）。

（4）心悸（如心房颤动）。

（5）痰饮（如胸腔积液、心包积液）。

（6）水肿（如心源性水肿）。

（7）喘证（如肺动脉高压、急性肺水肿）。

（8）不寐（如神经官能症）。

（9）血浊（如高脂血症）。

2. 了解以下危重症的中西医诊断要点、抢救措施。

（1）真心痛（如急性心肌梗死）。

（2）喘脱（如急性左心衰竭）。

（3）厥心痛（如不稳定型心绞痛）。

（4）厥逆（如心源性休克）。

（五）心血管专科常用方剂及中西药物培训

1. 掌握至少 50 首常用方剂（见附表 1）的组成、正确煎服法、功用主治及证治要点，熟悉其方义及常用加减法，了解其来源及现代应用。

2. 掌握 100 种以上心血管专科常用中药饮片（见附表 2）的基源、药用部位、产地、鉴别要点、产地处理、炮制加工、性味归经、功效主治、用法用量及临床合理选用、药物使用注意和不良反应等。

3. 掌握 50 种以上心血管专科常用西药（见附表 3）的作用机制、药效学、药代动力学、适应证、常用剂量和给药方法、不良反应、禁忌证、药物相互作用、临床评价。

4. 掌握 50 种以上心血管专科常用中成药（见附表 4）的功效主治、不良反应及合理运用，了解其使用注意事项。

5. 掌握 15 种重点监护药物品种（见附表 5），包括毒性中药、中药注射剂、不良反应发生率高的药品、特殊人群禁忌品种等的监护要点、中毒指标、临床表现、中毒剂量及评价和救治方法，并能制订相应的监护计划，协助医生优化治疗方案。

6. 熟悉心血管专科常见的药物相互作用。

附表 1　推荐学习方剂

类别	方剂
解表剂	麻黄汤、桂枝汤、银翘散、桑菊饮、麻黄细辛附子汤
泻下剂	大承气汤、麻子仁丸、十枣汤
和解剂	小柴胡汤、四逆散、逍遥散、半夏泻心汤
温里剂	理中丸、参附汤、四逆汤、当归四逆汤、四逆加人参汤
补益剂	四君子汤、参苓白术散、补中益气汤、生脉散、人参养荣汤、玉屏风散、四物汤、归脾汤、当归补血汤、炙甘草汤、左归饮、右归饮、一贯煎、桂枝甘草龙骨牡蛎汤、保元汤、六味地黄汤
安神剂	安神定志丸、天王补心丹、酸枣仁汤、朱砂安神丸
理气剂	柴胡疏肝散、瓜蒌薤白半夏汤、枳实薤白桂枝汤、葶苈大枣泻肺汤
理血剂	血府逐瘀汤、补阳还五汤、复元活血汤、十灰散、桃仁红花煎

类别	方剂
治风剂	天麻钩藤饮、镇肝熄风汤、羚角钩藤汤
祛湿剂	五苓散、防己黄芪汤、五皮饮、苓桂术甘汤、真武汤
祛痰剂	黄连温胆汤、二陈汤、半夏白术天麻汤
清热剂	左金丸、导赤散、龙胆泻肝汤

附表 2　推荐学习中药饮片

类别	中药饮片
解表药	麻黄、桂枝、防风、荆芥、柴胡、白芷、薄荷、升麻
清热药	石膏、知母、决明子、夏枯草、黄芩、黄连、黄柏、金银花、连翘、生地黄、牡丹皮、玄参、苦参、栀子、赤芍
泻下药	大黄、番泻叶
祛风湿药	羌活、独活、五加皮、桑寄生、槲寄生
化湿药	藿香、佩兰、苍术、砂仁
利水渗湿药	茯苓、车前子、泽泻、猪苓、车前子、虎杖
温里药	附子、干姜、肉桂、吴茱萸、荜茇、荜澄茄
理气药	陈皮、青皮、木香、沉香、香附、枳壳、川楝子
消食药	山楂、神曲、麦芽、鸡内金
止血药	三七、蒲黄、白及、仙鹤草
活血药	延胡索、川芎、郁金、红花、丹参、川牛膝、牛膝、莪术、益母草、泽兰、姜黄
补益药	人参、太子参、党参、西洋参、白术、黄芪、百合、北沙参、麦冬、石斛、黄精、鳖甲、何首乌、当归、山药、白芍、菟丝子、甘草、女贞子、枸杞、续断、杜仲、鹿茸
化痰止咳药	浙贝母、川贝母、半夏、陈皮、瓜蒌、桔梗、旋覆花、桑白皮、枇杷叶、昆布、苦杏仁、葶苈子
安神药	酸枣仁、龙骨、琥珀、合欢皮、石菖蒲、远志
平肝息风药	僵蚕、天麻、蜈蚣、全蝎、地龙、钩藤、珍珠粉
收涩药	五味子、山茱萸

附表 3　推荐学习西药

类别	西药名称
血管紧张素转化酶抑制剂（ACEI 类）	培哚普利、贝那普利、福辛普利、卡托普利
血管紧张素 Ⅱ 受体阻滞剂（ARB 类）	厄贝沙坦、氯沙坦、缬沙坦、奥美沙坦

续表

类别	西药名称
血管紧张素受体脑啡肽酶抑制剂（ARNI 类）	沙库巴曲缬沙坦
钙通道阻滞剂（CCB 类）	氨氯地平、非洛地平、硝苯地平、维拉帕米、地尔硫草
β 受体拮抗剂	美托洛尔、比索洛尔、卡维地洛、普萘洛尔
利尿药	呋塞米、托拉塞米、氢氯噻嗪、螺内酯、托伐普坦
抗心律失常药	胺碘酮、美西律、普罗帕酮
抗心功能不全药	地高辛、西地兰、左西孟旦
他汀类	阿托伐他汀、瑞舒伐他汀、辛伐他汀、普伐他汀、氟伐他汀、匹伐他汀
贝特类	非诺贝特
胆固醇吸收抑制剂	依折麦布
血管扩张药	硝酸甘油、单硝酸异山梨酯、硝酸异山梨酯、硝普钠
心肌代谢药	曲美他嗪
血小板抑制剂	阿司匹林、氯吡格雷、替格瑞洛、替罗非班
抗凝剂	华法林、低分子肝素、肝素、利伐沙班、达比加群
溶栓剂	阿替普酶
血管活性药	多巴胺、多巴酚丁胺、阿托品、异丙肾上腺素

附表 4　推荐学习中成药

类别	中成药名称
解表剂	感冒清热颗粒、金花清感颗粒
泻下剂	便通胶囊、芪蓉润肠口服液、麻仁软胶囊
开窍剂	安宫牛黄丸、醒脑静注射液
温里剂	参附注射液、心宝丸、芪苈强心胶囊
补益剂	补心气口服液、芪参益气滴丸、参麦注射液、生脉注射液
安神剂	柏子养心丸、安神补脑液、百乐眠胶囊、天王补心丸、甜梦口服液、枣仁安神胶囊
活血剂	复方丹参片（滴丸）、银杏叶片、丹红注射液、舒血宁注射液、注射用血塞通、疏血通注射液、注射用灯盏花素、银杏达莫注射液、地奥心血康胶囊、活血通脉胶囊、速效救心丸、通心络胶囊、血府逐瘀口服液、冠心丹参滴丸、参松养心胶囊、参芍胶囊（片）、益心舒胶囊、丹七片、活血通脉片、愈风宁心滴丸（片）、心元胶囊、通塞脉片、参桂胶囊、稳心颗粒、益气复脉胶囊、麝香保心丸、苦碟子注射液、红花黄色素氯化钠注射液、银杏酮酯滴丸、银杏叶提取物片
治风剂	松龄血脉康胶囊、复方罗布麻颗粒（片）、山绿茶降压片、牛黄降压丸（片，胶囊）
其他	荷丹片、血脂康胶囊、绞股蓝总苷片、消渴丸、保利尔胶囊、丹蒌片

附表5　推荐重点监护品种

西药品种	胺碘酮、氯化钾注射液、地高辛、华法林、低分子肝素、硝酸酯类药物
中药饮片	附子、川乌、草乌,天南星、半夏、吴茱萸、麻黄、冰片、大黄、葶苈子、何首乌、水蛭、朱砂、全蝎、蜈蚣、川楝子、莪术
中成药	参附注射液、参麦注射液、丹红注射液、舒血宁注射液、注射用血塞通、注射用血栓通、疏血通注射液、苦碟子注射液、注射用丹参多酚酸盐

（六）学会中西医结合教学药历的书写,具有一定的口头和书面表达能力。

（七）具有与患者、医师及护士交流沟通的能力;具有文献检索与分析能力,能够为医师、护士提供中西药物信息材料,并开展相应的药物宣讲活动;能够为患者提供适宜的用药指导。

（八）能够参与住院患者常见心血管专科疾病的会诊,具有为接受中西药联合复杂药物治疗的患者提供药学服务的基本能力。

（九）掌握临方炮制及临方制剂的相关知识,能够接受相关临床科室的中药个体化服务会诊,独立完成中药特殊服务的会诊建议,协助科室完成个体化治疗。

（十）具备今后可持续开展心血管专科中药临床药学工作的能力。

编写单位:北京中医药大学东直门医院（组长单位）、中日友好医院、湖北省中西医结合医院、湖南中医药大学第一附属医院、长春中医药大学附属医院、中国中医科学院西苑医院、甘肃省中医院、河南中医药大学第一附属医院、天津中医药大学第二附属医院、上海中医药大学附属龙华医院、江苏省中医院、中国中医科学院广安门医院、广东省中医院、重庆市中医院、黑龙江中医药大学附属第一医院、江西中医药大学附属医院、山东中医药大学附属医院（排名不分前后）。

脾胃病专业培训大纲

一、培训目标

通过培训,使学员树立中药临床药学思维,掌握脾胃病专科中药临床药师应具备的基本知识与技能,具备今后可持续开展脾胃病专科中药临床药学工作的能力。

二、科室轮转与时间安排

轮转科室	时间	培训内容
药学部相关部门（如门诊/住院药房、咨询室、制剂室、煎药室等）	6~8周	脾胃病及抗菌药物专业常用药物梳理总结,掌握常用西药（包括消化内科常用药和抗菌药物）和常用中成药的学习;住院医嘱审核。中药饮片处方及医嘱审核;常用中药饮片鉴别、炮制、品种学习;脾胃病专业常用方剂整理学习;中药饮片煎煮;用药咨询
相关医技辅助科室实践（微生物室、胃镜室、^{13}C呼气试验等）	1~2周	掌握标本的采集、保存方法;熟悉标本培养、药敏检验流程;掌握相关专业术语;了解哪些患者需要进行病原微生物检查;正确解读微生物检测报告;并能根据检验结果,结合患者情况制订个体化给药方案。学习脾胃病相关检验检查（如胃肠道内镜、彩超、^{13}C呼气试验等）的前期准备,检验检查方法等;掌握检验报告的阅读能力
临床药物治疗实践（病区和门诊）	38~40周	①参加脾胃病区住院患者的初诊查房、日常监护查房和出院教育;②撰写查房记录、教学药历、典型病例分析、会诊或病例讨论记录、用药咨询记录、药品不良反应监测报告、文献阅读报告、用药教育记录等文书;③加强抗感染药物的学习,掌握抗菌药物的分类、选择、用法用量、注意事项等;④了解脾胃系病证的临床特点,在带教临床药师指导下,进行药学查房;⑤跟随副主任医师及以上职称的专家出诊,一般一周1~2次,抄方学习,由临床相关带教老师在诊间教授中医辨证用药技能
结业考核	1周	完成理论考试;完成中药饮片鉴别能力考核、学员沟通和接诊能力面试考核、案例考核。安排专家担任评委,对每位学员进行考评

注:各培训基地可根据情况适当调整,酌情安排。

三、培训内容及要求

（一）综合素质培训

1. 培养药师具有良好的思想品质和职业道德素质　通过职业道德和法律法规知识教育,培训学员应具有职业责任感、法律意识,能自觉规范自身职业行为,尊重患者并维护其合理用药权益。

2. 培养药师具有良好的专业素质　通过培训,使药师更牢固掌握药学基础知识,不断更新知识,具备参与临床药学工作的知识储备,并能灵活运用,以良好的专业素质为医师、护士、患者提供优质的药学服务;熟悉中医学理论体系的基本内容和中医思维方法,并了解其在药学服务中的运用。

3. 培养药师具有应变协调的药学服务素质 药师不仅应具有足够的药学知识技能,还应具有与医护人员、患者的沟通能力,做好药学与其他科室的桥梁工作。

(二)临床知识与技能培训

1. 了解消化系统,包括消化系统主要组成部分的结构和功能,掌握临床相关的解剖、生理及功能学知识。

2. 了解脾胃病专科主要疾病的病因、病理生理等基本知识。

3. 了解下列诊疗方法和技术在脾胃系病证的诊疗中的应用价值。

(1)病史采集。

(2)体格检查。

(3)医学影像学检查(包括胃镜、肠镜、B超等)等。

4. 熟悉下列常见症状在脾胃系病证诊疗中的意义。

(1)腹胀。

(2)腹痛。

(3)腹泻。

(4)腹部包块。

(5)便秘。

(6)消化道出血。

(7)恶心呕吐。

(8)消瘦。

5. 熟悉以下实验室检查结果,对相关临床检验具有初步的分析和应用能力。

(1)血液常规、凝血检查、各项生化检查。

(2)尿液常规。

(3)大便常规。

(4)胃液的一般检查。

(5)胃液隐血试验。

(6)促胃液素检测。

(7)胃蛋白酶原检测。

(8)^{13}C呼气试验。

(9)细菌培养及药敏试验。

(10)基因及血药浓度。

(11)其他消化疾病相关检查。

6. 选取以下所列疾病中5种以上疾病作为指定学习病种。

(1)熟悉常见消化系统疾病(胃食管反流病、消化性溃疡、胃炎、胰腺炎、急性胃肠炎、溃疡性结肠炎、上消化道出血等)的病因病理、临床表现、西医诊断、鉴别诊断、检查方法；掌握相关西医结合治疗方案及诊疗指南。

（2）熟悉脾胃系病证（胃痛、痞满、呕吐、呃逆、腹痛、泄泻、痢疾、便秘）的概念、病因病机、诊断及鉴别诊断、辨证治疗原则、分证论治和方药，以及中西医结合治疗方案。

（三）药物知识与临床用药实践技能培训

1. 掌握选定的 5 种疾病的药物治疗原则及相关药物治疗监护计划，对药物治疗方案提出适宜的建议。

2. 针对特殊人群（老人、孕妇、婴幼儿、心功能异常、肝功能异常、肾功能异常、低蛋白血症）、特殊药物（毒性药物、特殊煎煮药物）培训，使之达到具备制订个体化给药方案的能力。

3. 掌握撰写临床病历、教学药历、病例分析、文献阅读报告、上报不良反应、医嘱审核、处方点评、用药合理性评价等的能力。

4. 培养发现并解决用药问题的能力，关注医嘱或处方中可能存在的不合理用药或需要注意的问题。

5. 掌握常用中药饮片（附表 1）的性味归经、功效主治、用法用量及临床合理选用、药物使用注意和不良反应、不同炮制品的功能差异等；掌握常用中药方剂（附表 2）的药物组成、功效主治、方解、应用特点、正确的煎煮服用方法、注意事项等；重点掌握功能主治相近中药饮片或方剂的区别点。能在中医药理论指导下，与患者具体情况相结合，制订出最优中药治疗方案及建议。

6. 掌握脾胃系疾病常用中成药（附表 3）的临床辨证、功能主治、用法用量、不良反应、注意事项、临床评价；掌握中西药物相互作用、配伍禁忌、临床评价等知识与技能。

7. 掌握消化内科常用西药（见附表 4）的作用机制、药效学、药代动力学、适应证、常用剂量和给药方法、不良反应、禁忌证、药物相互作用、有关药品的"专家共识"等知识与技能；掌握抗感染治疗药物（附表 5）的作用机制、药效学、药代动力学、适应证、禁忌证、常用剂量和给药方法、不良反应、药物相互作用、临床评价等相关知识与技能。能根据患者情况，实施个体化给药及用药指导。

8. 掌握重点监护药物品种，包括毒性中药、中药注射剂、不良反应发生率高的药品、特殊人群禁忌品种、血药浓度监测品种、基因监测品种等的监护要点，并能制订相应的监护计划，协助医生优化治疗方案。

9. 具有利用计算机网络检索国内外药学文献和中医药传统文献，阅读和分析临床中西药物治疗的中文、外文文献的能力。

（四）沟通与交流技能培训

1. 学习开展药学信息咨询服务工作，能主动并及时了解医护人员在药物信息方面的需求,及时提出警示及建议。

2. 能够为护理人员提供药品配制、储存的知识等相应药物信息与咨询服务。

3. 正确评估患者用药依从性,关注患者的治疗需求,及时为患者提供适宜的用药指导。

4. 了解脾胃病专科疾病的临床特点,在带教临床药师指导下,进行药学查房。

附表1　推荐学习中药饮片

类别	中药饮片
解表药	麻黄、桂枝、荆芥、防风、白芷、柴胡、葛根
清热药	石膏、知母、栀子、黄芩、黄连、龙胆草、苦参、金银花、连翘、生地黄、玄参、牡丹皮、赤芍、紫草、青蒿
泻下药	大黄、芒硝、火麻仁
开窍药	冰片
化湿药	厚朴、砂仁
利水渗湿药	茯苓、薏苡仁、泽泻、车前子、石韦、茵陈蒿、金钱草、虎杖
温里药	附子、肉桂、吴茱萸
理气药	陈皮、枳实、木香、大腹皮
消食药	山楂、神曲、麦芽
止血药	小蓟、地榆、三七、白及、艾叶
活血药	川芎、郁金、五灵脂、丹参、红花、桃仁、牛膝、莪术、三棱、水蛭、穿山甲
补益药	人参、黄芪、白术、山药、甘草、当归、熟地黄、白芍、阿胶、沙参、百合、麦冬、枸杞子、龟甲、鳖甲
化痰止咳药	半夏、天南星、白附子、川贝母、浙贝母、桔梗、苦杏仁、紫菀、款冬花、葶苈子、白果
安神药	远志
平肝息风药	石决明、牡蛎、钩藤、天麻、全蝎、僵蚕
收涩药	五味子、罂粟壳、山茱萸、海螵蛸、芡实

附表2　推荐学习方剂

类别	方剂
解表剂	麻黄汤、桂枝汤、银翘散
泻下剂	大承气汤、麻子仁丸
和解剂	小柴胡汤、半夏泻心汤、逍遥散、痛泻要方

续表

类别	方剂
温里剂	附子理中丸、理中丸、小建中汤、良附丸、黄芪建中汤、四逆汤
补益剂	四君子汤、香砂六君子丸、参苓白术散、补中益气汤、桃红四物汤、归脾汤、六味地黄汤、一贯煎、肾气丸、益胃汤、四神丸
安神剂	酸枣仁汤、天王补心丹、柏子养心丸
理气剂	柴胡疏肝散、四磨汤
理血剂	少腹逐瘀汤、失笑散、鳖甲煎丸、大黄䗪虫丸、丹参饮
消导剂	保和丸、枳实消痞丸
祛湿剂	藿香正气散、茵陈五苓散、茵陈蒿汤、甘露消毒丹、五苓散、胃苓汤、苓桂术甘汤、实脾散
清热剂	龙胆泻肝汤、左金丸、芍药汤
表里双解剂	葛根芩连汤、大柴胡汤
祛痰剂	温胆汤
祛暑剂	香薷散

附表3 推荐学习中成药

类别	中成药名称
理气剂	逍遥丸、气滞胃痛颗粒、胆舒胶囊、护肝胶囊、肝舒颗粒、摩罗丹
泻下剂	麻仁润肠丸、麻仁软胶丸、滋阴润肠口服液、芪蓉润肠口服液
消导剂	四磨汤、枳术宽中胶囊、保和丸
安神剂	甜梦胶囊、百乐眠胶囊、清脑复神液
补益剂	归脾丸、附子理中丸、香砂六君子丸、香砂养胃丸、胃复春片、养胃舒颗粒
祛湿剂	藿香正气软胶囊、藏茵陈胶囊、胆宁片、当飞利肝宁胶囊、肝苏片、护肝宁片、龙胆泻肝软胶囊、强肝胶囊、清肝利胆口服液、消石利胆胶囊、茵栀黄颗粒
活血剂	龙七胃康片、鳖甲煎丸、复方鳖甲软肝片
和解剂	荆花胃康胶丸、蒲元和胃胶囊
止泻剂	痛泻宁颗粒、健脾止泻宁颗粒、补脾益肠丸、参倍固肠胶囊、四神片
其他	康复新液、丹参注射液、红花注射液、苦黄注射液、清开灵注射液、华蟾素注射液、康艾注射液、五酯软胶囊

附表4 推荐学习西药

类 别	西药名称
抗酸药及胃黏膜保护药	胶体果胶铋胶囊、铝镁加混悬液、碳酸氢钠片、铝碳酸镁片、替普瑞酮胶囊、吉法酯
抑酸药	雷尼替丁、西米替丁、奥美拉唑、艾司奥美拉唑、雷贝拉唑、泮托拉唑、兰索拉唑
泻药	复方聚乙二醇电解质散、甘油灌肠剂、开塞露、硫酸镁注射液、酚酞、乳果糖
止泻药	蒙脱石散、盐酸小檗碱片、复方地芬诺酯、消旋卡多曲、鞣酸蛋白、药用炭
止吐药	甲氧氯普胺片（注射液）、盐酸托烷司琼注射液、曲美布汀、昂丹司琼
胃肠解痉药	阿托品、山莨菪碱、颠茄
胃动力药	多潘立酮片、枸橼酸莫沙必利片
肠道抗炎药	柳氮磺吡啶、美沙拉嗪
微生物制剂	地衣芽孢杆菌活菌、枯草杆菌二联活菌、双歧杆菌活菌、双歧杆菌三联活菌、乳酸菌素
助消化药	乳酶生、复方阿嗪米特、干酵母、胃蛋白酶、胰酶、维酶素
保肝药物	联苯双酯、多烯磷脂酰胆碱、复方甘草酸单胺、甘草酸二胺、还原性谷胱甘肽、硫普罗宁、葡醛内酯、双环醇、水飞蓟宾
其他	西甲硅油、二甲硅油、间苯三酚、匹维溴铵

附表5 推荐学习抗菌药物

类别	抗菌药物名称
青霉素类	阿莫西林、阿莫西林克拉维酸钾
头孢菌素类	头孢呋辛酯、头孢地尼、头孢米诺、头孢曲松
糖肽类	万古霉素、去甲万古霉素
喹诺酮类	左氧氟沙星、甲磺酸左氧氟沙星、莫西沙星
硝基咪唑类	甲硝唑、替硝唑、奥硝唑
碳青霉烯类	注射用美罗培南、注射用亚胺培南西司他丁钠
氨基糖苷类	硫酸庆大霉素、硫酸依替米星
大环内酯类	阿奇霉素、克拉霉素、罗红霉素
四环素类	盐酸米诺环素

注：各培训基地可根据医院现有药物进行选择和调整。

编写单位：河南中医药大学第一附属医院（组长单位）、成都中医药大学附属医院、湖南中医药大学第一附属医院、苏州市中医医院、辽宁中医药大学附属医院、西安市中医医院、中国中医科学院望京医院、贵州中医药大学第一附属医院、江西中医药大学附属医院、河北省中医院、厦门市中医院（排名不分前后）

肾病专业培训大纲

一、培训目标

通过培训,使学员树立中药临床药学思维,掌握肾病专科中药临床药师应具备的基本知识与技能,具备今后可持续开展肾病专科中药临床药学工作的能力。

二、科室轮转与时间安排

轮转科室	时间	培训内容
药学部相关部门（如门诊/住院药房、咨询室、制剂室、煎药室等）	6~8周	肾病专科常用药物梳理总结,掌握肾病专科常用西药和常用中成药的学习;住院医嘱审核、处方点评。中药饮片处方审核;常用中药饮片鉴别、炮制、品种学习(饮片鉴定的学习可贯穿在整个培训期间);肾病专科常用方剂整理学习;中药饮片煎煮;用药咨询
相关医技辅助科室实践(生化检查室、B超室、病理室等)	1~2周	根据医院实际情况安排
临床药物治疗实践(病区和门诊)	38~40周	①参加肾病专科病区住院患者的初诊查房、日常监护查房和出院教育;②撰写查房记录、教学药历、典型病例分析、会诊或病例讨论记录、用药咨询记录、药品不良反应监测报告、文献阅读报告、用药教育记录等文书;③跟随副主任医师及以上职称的专家出诊,一般一周1~2次,抄方学习,由临床相关带教老师在诊间教授中医辨证用药技能
结业考核	1周	完成理论考试;完成中药饮片鉴别能力考核、学员沟通和接诊能力面试考核、案例考核。安排专家担任评委,对每位学员进行考评

注:各培训基地可根据情况适当调整,酌情安排。

三、培训内容与要求

（一）肾病专科疾病的中医学基础知识

1. 掌握脏腑理论中有关肾的生理、病理知识。

2. 熟悉肾病专科疾病的病证范围、病因病机、发展规律、证候分类、主要证型、辨证要点。

3. 熟悉常见肾病专科疾病的中医诊疗过程。

（二）肾病专科疾病的现代医学基础知识

1. 了解肾脏的解剖生理特点，调节水、电解质、酸碱平衡以及内分泌功能的神经体液因素。

2. 了解肾病专科常见疾病病因、发病机制、病理解剖和病理生理。

3. 了解肾病专科常见疾病的临床诊疗过程。

（三）肾病专科现代临床技能培训

1. 掌握下列常见症状在肾病专科疾病诊疗中的临床意义。

（1）少尿和无尿。

（2）多尿。

（3）夜尿增多。

（4）血尿。

（5）尿泡沫增多。

（6）腰痛。

（7）水肿。

（8）尿频、尿急、尿痛、排尿困难。

2. 熟悉以下检验或检查项目的意义，对检验或检查结果具有初步的分析和应用能力。

（1）尿常规。

（2）血常规。

（3）血生化。

（4）尿多功能显微诊断仪（MDI）检查。

（5）尿蛋白定量。

（6）晨尿四项。

（7）甲状旁腺激素。

（8）尿蛋白电泳分析。

（9）免疫八项。

（10）肾、输尿管、膀胱彩超。

（11）双肾、肾动脉及肾静脉彩超。

（四）肾病专科常见病、多发病、危重病培训

1. 在以下所列病种中选择至少5种作为指定学习病种（其中1~4必选），掌握指定学习病种的临床表现、中西医病因病机、中西药治疗原则及相关治疗指南。

（1）水肿（如急性或慢性肾小球肾炎、肾病综合征、继发性肾小球疾病）。

（2）淋证（如急性或慢性尿路感染、尿路结石、泌尿道结核、乳糜尿、尿道综合征）。

（3）癃闭（如尿潴留、急性或慢性肾功能不全）。

（4）肾衰（如急性或慢性肾功能衰竭）

（5）尿血（如急性或慢性肾小球肾炎、尿路感染、尿路结石）。

（6）尿浊（如乳糜尿）。

（7）尿崩（如肾性尿崩症）。

（8）紫癜（如过敏性紫癜肾炎）。

（9）血劳（如肾性贫血）。

（10）腰痛（如泌尿系结石）。

（11）肾瘅（如急性肾盂肾炎）。

（12）肾著（又称肾着病，如慢性肾盂肾炎）。

（13）肾痈（如肾积脓肾周化脓炎症）。

（14）肾垂（如肾下垂）。

（15）肾痨（如肾结核）。

2. 了解以下危重症的中西医诊断要点、抢救措施。

（1）肾厥（如尿毒症昏迷）。

（2）关格（如严重代谢性酸中毒、急性或慢性肾损伤）。

（3）喘脱（如急性左心衰竭）。

（五）肾病专科常用方剂、中西药物培训

1. 掌握至少 50 首常用方剂（见附表 1）的组成、正确煎服法、功用主治及证治要点，熟悉其方义及常用加减法，了解其来源及现代应用。

2. 掌握 100 种以上肾病专科常用中药饮片（见附表 2）的基源、药用部位、来源产地、鉴别要点、产地处理、炮制加工、性味归经、功效主治、用法用量及临床合理选用、药物使用注意和不良反应等。

3. 掌握 100 种以上肾病专科常用西药（见附表 3）的作用机制、药效学、药代动力学、适应证、常用剂量和给药方法、不良反应、禁忌证、药物相互作用、临床评价、有关药品的"专家共识"等知识与技能。

4. 掌握 50 种以上肾病专科常用中成药（见附表 4）的功效主治、不良反应及合理运用，了解其使用注意事项。

5. 掌握 15 种重点监护药物品种（见附表 5），包括毒性中药、中药注射剂、不良反应发生率高的药品、特殊人群禁忌品种等的监护要点、中毒指标、临床表现、中毒剂量及评价和救治方法，并能制订相应的监护计划，协助医生优化治疗方案。

6. 熟悉肾病专科常见的药物相互作用。

附表1　推荐学习方剂

类别	方剂
解表剂	麻黄汤、桂枝汤、小青龙汤、大青龙汤、麻杏石甘汤、葛根汤、银翘散、桑菊饮、败毒散、辛夷散、华盖散
泻下剂	大承气汤、小承气汤、大陷胸汤、温脾汤、三化汤、济川煎
和解剂	小柴胡汤、逍遥散、芍药甘草汤、半夏泻心汤、甘草泻心汤、黄连汤、厚朴七物汤、达原饮
温里剂	吴茱萸汤、当归四逆汤、黄芪桂枝五物汤、小建中汤、当归建中汤
补益剂	补中益气汤、四物汤、当归补血汤、六味地黄汤、杞菊地黄汤、知柏地黄丸、六君子汤、独活寄生汤、四逆汤、百合地黄汤、左归丸、右归丸、十全大补汤、二仙汤、归脾汤、一贯煎、玉屏风散、二至丸、水陆二仙丹、四君子汤、地黄饮子、固阴煎、保元汤、升陷汤、沙参麦冬汤、金锁固精丸、生脉饮、肾气丸、参苓白术散、五子衍宗丸、炙甘草汤、大补阴丸
理气剂	旋覆代赭汤、半夏厚朴汤、瓜蒌薤白半夏汤、枳实薤白桂枝汤、橘皮竹茹汤、厚朴麻黄汤、乌药汤、厚朴温中汤、暖肝煎、化肝煎
理血剂	桃核承气汤、血府逐瘀汤、抵当汤、槐花散、当归饮子、温经汤
治风剂	消风散、天麻钩藤饮、桑杏汤、麦门冬汤、小续命汤、大秦艽汤、三甲复脉汤
祛湿剂	五苓散、五皮散、真武汤、猪苓汤、栝楼瞿麦丸、防己黄芪汤、附子汤、桂枝芍药知母汤、苓桂术甘汤、泽泻汤、甘姜苓术汤、实脾汤、三痹汤、羌活胜湿汤、养胃汤、萆薢分清散
祛痰剂	二陈汤、小陷胸汤、温胆汤、茯苓丸、贝母瓜蒌散、清金化痰汤、桑白皮汤、金水六君煎
清热剂	白虎汤、犀角地黄汤、竹叶石膏汤、竹茹汤、泻白散、清心莲子饮、甘露饮、清胃散、葛根黄芩黄连汤、当归六黄汤、玉女煎、保阴煎、清肺汤、黄芩汤、泻心汤、栀子豉汤
治燥剂	麦门冬汤

附表2　推荐学习中药饮片

类别	中药饮片
解表药	麻黄、桂枝、防风、荆芥、柴胡、白芷、薄荷、升麻、细辛、辛夷、生姜、薄荷、蝉蜕、桑叶、菊花、葛根
清热药	石膏、知母、天花粉、夏枯草、黄芩、黄连、黄柏、金银花、连翘、土茯苓、金荞麦、马齿苋、生地黄、牡丹皮、玄参、苦参、赤芍、地骨皮、猕猴桃根、积雪草、半枝莲

类别	中药饮片
泻下药	大黄、番泻叶、火麻仁
祛风湿药	羌活、独活、木瓜、青风藤、昆明山海棠、络石藤、雷公藤、穿山龙、五加皮、桑寄生、蚕沙
化湿药	藿香、佩兰、苍术、砂仁
利水渗湿药	茯苓、薏苡仁、泽泻、猪苓、车前子、冬瓜皮、玉米须、葫芦、瞿麦、萹蓄、石韦、萆薢、茵陈、虎杖、六月雪
温里药	附子、干姜、肉桂
理气药	陈皮、青皮、枳实、枳壳、木香、香附、川楝子、大腹皮
消食药	山楂、神曲、麦芽、鸡内金、莱菔子
止血药	三七、仙鹤草、地榆、白茅根、槐花、蒲黄
活血药	延胡索、川芎、郁金、红花、丹参、川牛膝、怀牛膝、莪术、益母草、泽兰、鸡血藤
补益药	黄芪、党参、太子参、人参、西洋参、白术、山药、百合、麦冬、石斛、黄精、鳖甲、何首乌、当归、白芍、菟丝子、沙苑子、女贞子、枸杞、续断、杜仲、鹿茸、锁阳、肉苁蓉、淫羊藿、冬虫夏草、甘草
化痰止咳药	浙贝母、川贝母、半夏、瓜蒌、桔梗、旋覆花、桑白皮、葶苈子、海藻
安神药	酸枣仁、龙骨、合欢皮、远志、首乌藤
平肝息风药	僵蚕、钩藤、天麻、蜈蚣、全蝎、地龙、珍珠粉
收涩药	五味子、山茱萸、麻黄根、浮小麦

附表 3　推荐学习西药

类别	西药名称
糖皮质激素	泼尼松、泼尼松龙、甲泼尼龙
免疫抑制剂	环孢素、他克莫司、吗替麦考酚酯、来氟米特、环磷酰胺、硫唑嘌呤
降压药	培哚普利、贝那普利、福辛普利、卡托普利、厄贝沙坦、氯沙坦、缬沙坦、奥美沙坦、氨氯地平、非洛地平、硝苯地平、地尔硫䓬、美托洛尔、比索洛尔、普萘洛尔、卡维地洛、阿罗洛尔、多沙唑嗪、特拉唑嗪、常药降压片与各种复方制剂
利尿药	呋塞米、托拉塞米、氢氯噻嗪、螺内酯、阿米洛利
降脂药	阿托伐他汀、瑞舒伐他汀、辛伐他汀、普伐他汀、氟伐他汀、非诺贝特、依折麦布

类别	西药名称
钙磷代谢调节剂	阿法骨化醇、骨化三醇、碳酸钙、醋酸钙、碳酸镧、司维拉姆、西那卡塞
降尿酸和抗痛风药	别嘌醇、苯溴马隆、非布司他、碳酸氢钠、秋水仙碱、洛索洛芬、罗非昔布、塞来昔布、布洛芬、双氯芬酸钠、尼美舒利、依托考昔
抗贫血药	琥珀酸亚铁、多糖铁复合物、蔗糖铁、葡萄糖酸铁、右旋糖酐铁、叶酸、维生素 B_{12}、利可君片、重组人促红素
降血糖药物	各类胰岛素、二甲双胍、阿卡波糖、格列喹酮、格列吡嗪、格列美脲、格列齐特、吡格列酮、罗格列酮、那格列奈、瑞格列奈、依帕司他、西格列汀、沙格列汀、艾塞那肽、利拉鲁肽、达格列净、硫辛酸胶囊
血小板抑制剂	阿司匹林、氯吡格雷、替格瑞洛、替罗非班
抗凝剂	华法林、低分子肝素、肝素、达肝素钠、利伐沙班、达比加群、舒洛地特
其他	复方 α 酮酸片、贝前列素钠、前列地尔、还原型谷胱甘肽、左卡尼汀、沙库巴曲缬沙坦钠、地奥司明、氯化钾、左旋甲状腺素

附表 4　推荐学习中成药

类别	中成药名称
解表剂	正柴胡饮颗粒、小柴胡颗粒、明通治伤风颗粒、感冒灵胶囊
清热剂	黄葵胶囊、海昆肾喜胶囊、肾衰丸、癃清片、热淋清颗粒、泌淋清胶囊、尿感宁颗粒、银花泌炎灵片、银翘散、金莲花胶囊、复方石韦片、八正胶囊、热毒宁注射液、喜炎平注射液、痰热清注射液、血必净注射液、连花清瘟胶囊、板蓝根颗粒、蓝芩口服液、蒲地蓝消炎口服液、清开灵颗粒、一清胶囊
泻下剂	苁蓉通便口服液、麻仁丸
开窍剂	安宫牛黄丸、醒脑静注射液
补益剂	百令胶囊、金水宝胶囊、至灵胶囊、肾炎康复片、强肾片、黄芪注射液、尿毒清颗粒、肾衰康胶囊、肾衰宁颗粒、六味地黄丸、知柏地黄丸、金匮肾气丸、杞菊地黄口服液、生血宁、地榆生白片、益血生胶囊、维血宁颗粒、河车大造胶囊、参乌益肾片、蚕蛹补肾胶囊、补肾健脾口服液、复方玄驹胶囊、川黄口服液、右归胶囊、参麦注射液、生脉注射液
祛湿剂	五苓胶囊、排石颗粒
活血剂	阿魏酸哌嗪片、肾炎四味片、蚓激酶、肾康栓剂、肾康注射液、川芎嗪注射液、灯盏花素注射液、苦碟子注射液、复方丹参注射液
治风剂	雷公藤多苷片、昆明山海棠片、正清风痛宁缓释片
其他	荷丹片、血脂康胶囊、绞股蓝总苷片、消渴丸、保利尔胶囊、五酯胶囊

附表5 推荐重点监护品种

西药品种	泼尼松、甲泼尼龙、环孢素、他克莫司、吗替麦考酚酯、来氟米特、环磷酰胺、硫唑嘌呤、蔗糖铁注射液、右旋糖酐铁注射液、重组人促红素注射液、低分子量肝素钠、华法林、别嘌醇、还原型谷胱甘肽,以及各类降糖药
中药饮片	雷公藤、何首乌、夜交藤
中成药	雷公藤多苷片、昆明山海棠片、肾康注射液、生脉注射液、热毒宁注射液、血必净注射液

（六）学会中西医结合教学药历的书写,具有一定的口头和书面表达能力。

（七）具有与患者、医师及护士交流沟通的能力;具有文献检索与分析能力,能够为医师、护士提供中西药物信息材料,并开展相应的药物宣讲活动;能够为患者提供适宜的用药指导。

（八）能够参与住院患者常见肾病专科疾病的会诊,具有为接受中西药联合复杂药物治疗的患者提供药学服务的基本能力。

（九）掌握临方炮制及临方制剂的相关知识,能够接受相关临床科室的中药个体化服务会诊,独立完成中药特殊服务的会诊建议,协助科室完成个体化治疗。

（十）具备今后可持续开展肾病专科中药临床药学工作的能力。

编写单位:江苏省中医院（组长单位）、天津中医药大学第二附属医院、广州中医药大学附属中山中医院、首都医科大学附属北京中医医院、河北省中医院、湖北省中医院、天津市中医药研究院附属医院、湖北省中西医结合医院、河南中医药大学第一附属医院、中国中医科学院望京医院、内蒙古自治区中医医院（排名不分前后）

脑病专业培训大纲

一、培训目标

通过培训,使学员树立中药临床药学思维,掌握脑病专科中药临床药师应具备的基本知识与技能,具备今后可持续开展脑病专科中药临床药学工作的能力。

二、科室轮转与时间安排

轮转科室	时间	培训内容
药学部相关部门（如门诊/住院药房、咨询室、制剂室、煎药室等）	6~8周	脑病专科常用药物梳理总结,掌握脑病专科常用西药和常用中成药的学习;住院医嘱审核。中药饮片处方或医嘱审核;常用中药饮片鉴别、炮制、品种学习;脑病专科常用方剂整理学习;中药饮片煎煮;用药咨询
相关医技辅助科室实践（脑电图室、肌电图室、影像科等）	1~2周	了解相关检查的基本操作,熟悉检验或检查项目的意义,对结果具有初步的分析和应用能力
临床药物治疗实践（病区和门诊）	38~40周	①参加脑病专科病区住院患者的初诊查房、日常监护查房和出院教育;②撰写查房记录、教学药历、典型病例分析、会诊或病例讨论记录、用药咨询记录、药品不良反应监测报告、文献阅读报告、用药教育记录等文书;③跟随副主任医师及以上职称的专家出诊,一般一周1~2次,抄方学习,由临床相关带教老师在诊间教授中医辨证用药技能
结业考核	1周	完成理论考试;完成中药饮片鉴别能力考核、学员沟通和接诊能力面试考核、案例考核。安排专家担任评委,对每位学员进行考评

注:各培训基地可根据情况适当调整,酌情安排。

三、培训内容与要求

（一）综合素质培训

1. 掌握中医药相关管理文件 《药品管理法》《处方管理办法》《医疗机构药事管理规定》《医院处方点评管理规范（试行）》《麻醉药品和精神药品管理条例》《医疗用毒性药品管理办法》《药品不良反应报告和监测管理办法》《中华人民共和国药典》《中药注射剂临床使用基本原则》《中成药临床应用指导原则》等药事法规或规范性文件的相关内容。

2. 通过职业道德和法律法规知识教育,受训者应具有职业责任感、法律意识,能自觉规范自身职业行为,尊重患者并维护其合理用药权益。

（二）脑病专科疾病的中医学基础知识

1. 掌握中医脑病理论的发展,脑与五脏、气血津液的关系等知识。

2. 熟悉脑病的病证范围、病因病机、发展规律、证候分类、主要证型、辨证要点。

3. 熟悉常见脑病的中医诊疗过程。

（三）脑病专科疾病的现代医学基础知识

1. 了解神经系统的解剖生理特点。

2. 了解脑病专科常见疾病病因、发病机制、病理解剖和病理生理。

3. 了解脑病专科常见疾病的临床诊疗过程。

（四）脑病专科现代临床技能培训

1. 掌握下列常见症状在脑病专科诊疗中的临床意义。

（1）头痛、眩晕。

（2）突然昏仆、神识昏蒙。

（3）恶心呕吐。

（4）感觉、言语障碍。

（5）口舌㖞斜。

（6）眼睑闭合不全。

（7）肢体乏力伴麻木。

（8）认知功能障碍。

（9）四肢震颤。

（10）共济失调。

2. 熟悉以下检验或检查项目的意义，对结果具有初步的分析和应用能力。

（1）腰椎穿刺和脑脊液检查。

（2）影像学检查（脑 CT、MRI，数字减影血管造影）。

（3）脑电图。

（4）肌电图。

（5）放射性核素检查。

（6）脑、神经、肌肉活组织检查。

（7）头颈部血管超声。

（五）脑病专科常见病、多发病、危重病培训

1. 在以下所列病种中选择至少 5 种作为指定学习病种（其中 1~3 必选），掌握指定学习病种的临床表现、中西医病因病机、中西药治疗原则及相关治疗指南。

（1）中风（如脑梗死、短暂性脑缺血发作、脑出血、蛛网膜下腔出血）。

（2）眩晕（如高血压、颈椎病、内耳性眩晕、神经官能症）。

（3）头痛（如偏头痛、三叉神经痛）。

（4）不寐（如失眠）。

（5）痫病（如颞叶癫痫）。

（6）痿病（如多发性硬化、吉兰 - 巴雷综合征）。

（7）痴呆（如阿尔茨海默病、血管性痴呆、老年性痴呆）。

（8）郁病（如抑郁症、广泛性焦虑障碍）。

（9）颤病（如帕金森病）。

（10）口僻（如特发性面神经麻痹）。

（11）麻木（如多发性神经炎）。

2. 了解以下危重症的中西医诊断要点、抢救措施。

（1）脑血管疾病（如脑梗死、短暂性脑缺血发作、脑出血、蛛网膜下腔出血）。

（2）颅内发作性疾病（如偏头痛、癫痫）。

（3）脑髓震荡（如脑震荡）。

（六）脑病专科常用方剂、中西药物培训

1. 掌握至少 50 首常用方剂（见附表 1）的组成、正确煎服方法、功用主治及辨证论治要点，熟悉其方义及常用加减法，了解其来源及现代应用。

2. 掌握 100 种以上脑病专科常用中药饮片（见附表 2）的基源、药用部位、产地、鉴别要点、产地加工、炮制方法、性味归经、功效主治、用法用量及临床合理选用、药物使用注意和不良反应等。

3. 掌握 50 种以上脑病专科常用西药（见附表 3）的作用机制、药效学、药代动力学、适应证、常用剂量和给药方法、不良反应、禁忌证、药物相互作用、临床评价、有关药品的"专家共识"等知识与技能。

4. 掌握 50 种以上脑病专科常用中成药（见附表 4）的功效主治、不良反应及合理运用，了解其使用注意事项。

5. 掌握 15 种重点监护药物品种（见附表 5），包括毒性中药、中药注射剂、不良反应发生率高的药品、特殊人群禁忌品种等的监护要点、中毒指标、临床表现、中毒剂量及评价和救治方法，并能制订相应的监护计划，协助医生优化治疗方案。

6. 熟悉脑病专科常见的药物相互作用。

附表 1　推荐学习方剂

类别	方剂
解表剂	桂枝汤
泻下剂	大承气汤
和解剂	小柴胡汤、四逆散、逍遥散
温里剂	理中丸、参附汤、当归四逆汤、回阳救急汤
补益剂	四君子汤、参苓白术散、补中益气汤、生脉散、四物汤、归脾汤、炙甘草汤、八珍汤、地黄饮子

续表

类别	方剂
安神剂	安神定志丸、天王补心丹、酸枣仁汤、朱砂安神丸
理气剂	柴胡疏肝散、瓜蒌薤白半夏汤、枳实薤白桂枝汤
理血剂	血府逐瘀汤、补阳还五汤、复元活血汤、活络效灵丹、桃核承气汤、通窍活血汤
治风剂	天麻钩藤饮、镇肝熄风汤、川芎茶调散、大定风珠、羚角钩藤汤、三甲复脉汤、牵正散
祛湿剂	五苓散、苓桂术甘汤、真武汤、三仁汤、四妙丸
祛痰剂	黄连温胆汤、二陈汤、半夏白术天麻汤、涤痰汤
清热剂	龙胆泻肝汤
开窍剂	安宫牛黄丸、苏合香丸

附表 2　推荐学习中药饮片

类别	中药饮片
解表药	桂枝、细辛、柴胡、白芷、薄荷、葛根、升麻、淡豆豉
清热药	石膏、知母、黄芩、黄连、黄柏、龙胆、金银花、连翘、板蓝根、生地黄、牡丹皮、玄参、赤芍、苦参、栀子
泻下药	大黄、芒硝、火麻仁
祛风湿药	独活、羌活、川乌、草乌、五加皮、桑寄生、防己、徐长卿
化湿药	苍术、厚朴、藿香、砂仁
利水渗湿药	茯苓、薏苡仁、车前子、泽泻、猪苓、虎杖
温里药	附子、干姜、肉桂、吴茱萸
理气药	陈皮、青皮、枳实、枳壳、木香、薤白、香附、川楝子、甘松
消食药	山楂、神曲、麦芽、莱菔子、鸡内金
止血药	大蓟、小蓟、三七、蒲黄、白及、仙鹤草
活血药	延胡索、川芎、郁金、红花、丹参、川牛膝、牛膝、土鳖虫、骨碎补、莪术、水蛭
补益药	人参、太子参、党参、白术、黄芪、百合、北沙参、麦冬、石斛、黄精、百合、鳖甲、龟甲、熟地黄、当归、山药、白芍、菟丝子、甘草、女贞子、枸杞子、续断、杜仲、巴戟天
化痰止咳药	浙贝母、川贝母、半夏、陈皮、瓜蒌、桔梗、旋覆花、桑白皮、枇杷叶、苦杏仁、紫菀、葶苈子
安神药	朱砂、龙骨、琥珀、酸枣仁、柏子仁、首乌藤、合欢皮、远志
平肝息风药	石决明、牡蛎、羚羊角、僵蚕、天麻、钩藤、蜈蚣、全蝎、地龙、珍珠粉
开窍药	冰片、石菖蒲
收涩药	五味子、诃子、金樱子、芡实、莲子、山茱萸

附表3 推荐学习西药

类别	西药名称
抗帕金森药	多巴丝肼片、卡左双多巴控释片、吡贝地尔缓释片
抗癫痫药	卡马西平、丙戊酸钠、加巴喷丁、左乙拉西坦
营养神经药	注射用腺苷钴胺、甲钴胺注射液、鼠神经生长因子、依达拉奉注射液、单唾液酸四己糖神经节苷脂钠注射液、胞磷胆碱钠片
护脑和改善脑循环药	注射用脑蛋白水解物、注射用乙酰谷酰胺、奥拉西坦注射液、吡拉西坦氯化钠注射液、尼莫地平、前列地尔注射液、长春西汀注射液、艾地苯醌片
抗阿尔茨海默病药	多奈哌齐
抗血小板、抗凝、降纤、溶栓和止血药物	阿司匹林、氯吡格雷、双嘧达莫、巴曲酶、酚磺乙胺、氨甲苯酸、阿加曲班、维生素 K_1、华法林、低分子肝素、肝素、磺达肝癸钠
脱水、降颅内压药	20% 甘露醇、甘油果糖注射液
肾上腺皮质激素类药	泼尼松片、注射用甲泼尼龙琥珀酸钠、地塞米松
脑病专科常用的心血管系统用药	硝苯地平、缬沙坦、美托洛尔、阿托伐他汀钙
脑病专科常用的利尿药	氢氯噻嗪、呋塞米
脑病专科常用的降糖药	二甲双胍、阿卡波糖、胰岛素
脑病专科常用的消化系统用药	铝碳酸镁、奥美拉唑、甲氧氯普胺、昂丹司琼、莫沙必利
脑病专科常用的呼吸系统用药	沙丁胺醇、氨溴索、尼可刹米

附表4 推荐学习中成药

类别	中成药名称
解表剂	感冒清热颗粒、金花清感颗粒
清热剂	清开灵注射液、珠珀猴枣散、连花清瘟片（胶囊、颗粒）
化痰止咳平喘剂	复方鲜竹沥液、通宣理肺丸（片、胶囊、颗粒）、急支糖浆
泻下剂	新复方芦荟胶囊、便通胶囊、芪蓉润肠口服液
扶正剂	补中益气丸（颗粒）、复方苁蓉益智胶囊、参苓白术丸（散、颗粒）、香菇多糖注射液
开窍剂	安宫牛黄丸、安脑丸、紫雪散、局方至宝丸、醒脑静注射液、苏合香丸
温里剂	参附注射液

类别	中成药名称
补益剂	参麦注射液、生脉注射液
安神剂	柏子养心丸（片、胶囊）、天王补心丹（丸、片）、朱砂安神丸、甜梦胶囊（口服液）
活血剂	复方丹参片（滴丸）、血塞通片、丹参注射液、丹红注射液、疏血通注射液、活血通脉（片、胶囊）、速效救心丸、通心络胶囊、麝香通心滴丸、血府逐瘀口服液、苦碟子注射液、脑安片（胶囊、颗粒、滴丸）、脉血康胶囊、消栓通络片、注射用血塞通、灯盏细辛注射液、地奥心血康胶囊、灯盏细辛胶囊（颗粒、软胶囊）、天丹通络片（胶囊）、银杏叶口服制剂、心可舒丸（片、胶囊、颗粒）
治风剂	牛黄降压丸（片、胶囊）、丹膝颗粒、中风回春丸、华佗再造丸、牛黄清心丸、天麻钩藤颗粒、大活络丸（胶囊）、松龄血脉康胶囊
理气剂	舒肝解郁胶囊、丹栀逍遥片（胶囊）
化浊降脂剂	荷丹片、血脂康胶囊

附表 5 推荐重点监护品种

西药品种	卡马西平、华法林、低分子肝素、胰岛素
中药饮片	细辛、川楝子、川乌、草乌、附子、吴茱萸、土鳖虫、水蛭、半夏、冰片、朱砂、蜈蚣、全蝎、苦杏仁
中成药	香菇多糖注射液、参附注射液、参麦注射液、生脉注射液、丹参注射液、丹红注射液、疏血通注射液、注射用血塞通、灯盏细辛注射液、醒脑静注射液

（七）学会中西医结合教学药历的书写，具有一定的口头和书面表达能力。

（八）具有与患者、医师及护士交流沟通的能力；具有文献检索与分析能力，能够为医师、护士提供中西药物信息材料，并开展相应的药物宣讲活动；能够为患者提供适宜的用药指导。

（九）能够参与住院患者常见脑病专科的会诊，具有为接受中西药联合复杂药物治疗的患者提供药学服务的基本能力。

（十）掌握临方炮制及临方制剂的相关知识，能够接受相关临床科室的中药个体化服务会诊，独立完成中药特殊服务的会诊建议，协助科室完成个体化治疗。

（十一）具备今后可持续开展脑病专科中药临床药学工作的能力。

编写单位：山东中医药大学附属医院（组长单位）、河南中医药大学第一附属医院、广东省中医院、内蒙古自治区中医医院、长春中医药大学附属医院、广州中医药大学附属中山中医院、西安市中医医院（排名不分前后）。

肿瘤专业培训大纲

一、培训目标

通过培训,使学员树立中药临床药学思维,掌握肿瘤专科查房、药学问诊、药学监护、药历书写、病例分析、处方/医嘱审核等专业知识与实践技能,掌握参与临床药物治疗工作的内容、方式、方法及与医护人员、患者的沟通技能;初步具备参与临床会诊以及协助临床医师选择最佳药物治疗方案的能力,初步具备发现、解决、预防潜在问题的能力,初步具备解决中药应用中实际问题的能力,以及提供药物信息和用药教育的能力。

二、科室轮转与时间安排

轮转科室	时间	培训内容
药学部相关部门(如门诊/住院药房、咨询室、制剂室、煎药室等)	6~8周	肿瘤专科常用药物梳理总结,掌握肿瘤专科常用西药和中成药;处方/医嘱审核等。中药饮片处方/医嘱审核;常用中药饮片鉴别、炮制、品种学习;饮片质量验收注意事项;中药饮片煎煮方法;用药咨询等
相关医技辅助科室实践(病理室、生化室、影像科等)	1~2周	各基地根据实际情况安排
临床药物治疗实践(病区和门诊)	38~40周	①参加肿瘤专科病区住院患者的初诊查房、日常监护查房和出院教育;②撰写查房记录、教学药历、典型病例分析、会诊或病例讨论记录、用药咨询记录、药品不良反应监测报告、文献阅读报告、用药教育记录等文书;③跟随副主任医师及以上职称的专家出诊,一般一周1~2次,抄方学习,由临床相关带教老师在诊间教授中医辨证用药技能
结业考核	1周	完成理论考试;完成中药饮片鉴别能力考核、学员沟通和接诊能力面试考核、案例考核。安排专家担任评委,对每位学员进行考评

注:各培训基地可根据情况适当调整,酌情安排。

三、培训内容与要求

(一)肿瘤专科疾病的中医学基础知识

1. 熟悉中医药治疗恶性肿瘤的相关基础理论。

2. 熟悉肿瘤专科疾病的中医病因病机、发展规律、证候分类、主要证型、辨证要点。

3. 熟悉常见肿瘤专科疾病的中医诊疗过程。

（二）肿瘤专科疾病的现代医学基础知识

1. 了解临床肿瘤学科的基础理论。

2. 了解肿瘤专科常见疾病的病理生理、临床表现、诊断原则、治疗原则、疗效评价等。

3. 了解肿瘤专科常见疾病的临床诊疗过程。

（三）肿瘤专科现代临床技能培训

1. 了解下列诊疗方法和技术在肿瘤专科疾病的诊疗中的应用价值。

（1）病史采集。

（2）体格检查。

（3）疼痛评估。

（4）营养评级—一般情况评分（KPS 或 ECOG 评分）。

2. 了解下列常见症状在肿瘤专科疾病诊疗中的应用价值。

（1）疼痛。

（2）发热。

（3）呼吸困难。

（4）出血（呕血、咯血、血尿等）。

（5）水肿。

（6）消化道反应（恶心、呕吐、便秘、腹泻等）。

（7）不良反应症状（皮肤反应、骨髓抑制、神经毒性、心脏毒性等）。

3. 熟悉以下临床检查或检验的意义，对检查、检验结果具有初步分析和应用能力。

（1）病理学及免疫组织化学检查。

（2）血液常规、各项生化检查。

（3）尿液常规。

（4）大便常规。

（5）骨髓穿刺细胞学及骨髓穿刺活检。

（6）肿瘤相关生化指标、肿瘤标志物检查。

（7）X 线及相关影像学检查。

（8）内窥镜检查。

（9）超声检查。

4. 熟悉以下所列疾病中 5 种临床常见恶性肿瘤的中西药药物治疗原则、综合治疗方法及已经发布的相关中西医诊断治疗指南。

（1）消化系统肿瘤：胃癌、大肠癌、肝癌、胰腺癌。

（2）肺癌。

（3）乳腺癌。

（4）骨、软组织及皮肤肿瘤：骨肿瘤、软组织肿瘤、恶性黑色素瘤。

（5）妇科肿瘤：卵巢癌、子宫内膜癌、宫颈癌。

（6）血液系统肿瘤：急性白血病、慢性粒细胞白血病、慢性淋巴细胞白血病、恶性淋巴瘤。

（7）头颈部肿瘤：鼻腔癌、喉癌、甲状腺癌。

（8）胸部肿瘤：胸腺瘤、胸膜间皮瘤。

（9）泌尿及男性生殖系统肿瘤：膀胱尿道癌、前列腺癌、睾丸肿瘤。

5. 了解以下危重症、并发症的诊断要点、中西医抢救措施。

（1）感染。

（2）静脉血栓及肺栓塞。

（3）恶性肠梗阻。

（4）肿瘤溶解综合征。

（5）高钙血症及水、电解质紊乱。

6. 学会阅读肿瘤专科病历。

（四）肿瘤专科常用方剂、中西药物与临床用药实践技能培训

1. 掌握至少 50 首常用方剂（见附表 1）的组成、正确煎服法、功用主治及证治要点，熟悉其方义及常用加减法，了解其来源及现代应用。

2. 掌握 100 种以上肿瘤专科常用中药饮片（见附表 2）的基源、药用部位、来源产地、鉴别要点、产地处理、炮制加工、性味归经、功效主治、用法用量及临床合理选用、药物使用注意和不良反应等。

3. 掌握 50 种以上肿瘤专科常用西药（见附表 3）的作用机制、药效学、药代动力学、适应证、常用剂量和给药方法、不良反应、禁忌证、药物相互作用、临床评价、有关药品的"专家共识"等知识与技能。

4. 掌握 50 种以上肿瘤专科常用中成药（见附表 4）的功效主治、不良反应及合理运用，了解其使用注意事项。

5. 掌握 15 种重点监护药物品种（见附表 5），包括毒性中药、中药注射剂、不良反应发生率高的药品、特殊人群禁忌品种等的监护要点、中毒指标、临床表现、中毒剂量及评价和救治方法，并能制订相应的监护计划，协助医生优化治疗方案。

6. 熟悉肿瘤专科常见的药物相互作用。

7. 熟悉特殊人群（老人、孕妇、心功能异常、肝功能异常、肾功能异常、低蛋白血症）用药方案调整。

8. 具备化疗药物、靶向药物、免疫检查点抑制剂、毒性中药饮片、中药注射剂等肿瘤专科常用药物中毒及不良事件的临床结果分析能力。

9. 具备解决肠内肠外营养的使用剂量、成分配比、安全监测等用药问题的能力。

10. 了解全程肿瘤康复的内容及工作模式，并初步具备参与肿瘤康复的药学工作能力。

11. 具有利用计算机网络检索国内外药学文献，阅读和分析所培训专科临床药物治疗的中文、外文文献的能力。

（五）沟通与交流技能

1. 学习开展药学信息咨询服务工作，能主动并及时了解医护人员在药物信息方面的需求，及时提出警示及建议。

2. 能够为护理人员提供药品配制、储存的知识等信息与咨询服务。

3. 正确评估患者用药依从性，关注患者的治疗需求，及时为患者提供适宜的用药指导。

4. 了解肿瘤专科疾病的临床特点，在带教临床医师、药师指导下，进行药学查房。

附表 1　推荐学习方剂

类别	方剂
解表剂	麻黄汤、桂枝汤、银翘散、桑菊饮、麻黄细辛附子汤
泻下剂	大承气汤、麻子仁丸、温脾汤、舟车丸、增液承气汤
和解剂	小柴胡汤、四逆散、逍遥散、半夏泻心汤
温里剂	附子理中丸、参附汤、四逆汤
补益剂	四君子汤、参苓白术散、补中益气汤、生脉散、玉屏风散、四物汤、归脾汤、当归补血汤、炙甘草汤、左归丸、右归丸、八珍汤、麦味地黄丸、益胃汤、一贯煎
安神剂	酸枣仁汤、朱砂安神丸、甘麦大枣汤
理气剂	越鞠丸、半夏厚朴汤、柴胡疏肝散、瓜蒌薤白半夏汤、苏子降气汤、葶苈大枣泻肺汤、旋覆代赭汤、橘皮竹茹汤
理血剂	膈下逐瘀汤、补阳还五汤、十灰散、咳血方
治燥剂	清燥救肺汤、沙参麦冬汤、养阴清肺汤
祛湿剂	五苓散、三仁汤、独活寄生汤、平胃散、真武汤
祛痰剂	二陈汤、温胆汤、止嗽散、半夏白术天麻汤
清热剂	龙胆泻肝汤、黄连解毒汤、清胃散、青蒿鳖甲汤
痈疡剂	仙方活命饮、犀黄丸、阳和汤、小金丹、大黄牡丹汤、海藻玉壶汤
其他	通幽汤、启膈散

附表 2 推荐学习中药饮片

类别	中药饮片
解表药	麻黄、桂枝、防风、荆芥、柴胡、白芷、薄荷、升麻
清热药	石膏、知母、决明子、夏枯草、黄芩、黄连、黄柏、金银花、连翘、生地黄、牡丹皮、玄参、苦参、栀子、赤芍
泻下药	大黄、番泻叶
祛风湿药	羌活、独活、五加皮、桑寄生
化湿药	藿香、佩兰、苍术、砂仁
利水渗湿药	茯苓、车前子、泽泻、猪苓、车前子、虎杖
温里药	附子、干姜、肉桂、吴茱萸、荜茇、荜澄茄
理气药	陈皮、青皮、木香、沉香、香附、枳壳、川楝子
消食药	山楂、神曲、麦芽、鸡内金
止血药	三七
活血药	延胡索、川芎、郁金、红花、丹参、川牛膝、牛膝、莪术、益母草、泽兰、姜黄
补益药	人参、太子参、党参、西洋参、白术、黄芪、百合、北沙参、麦冬、石斛、黄精、鳖甲、何首乌、当归、山药、白芍、菟丝子、甘草、女贞子、枸杞、续断、杜仲、鹿茸
化痰止咳药	浙贝母、川贝母、半夏、陈皮、瓜蒌、桔梗、旋覆花、桑白皮、枇杷叶、昆布、苦杏仁、葶苈子
安神药	酸枣仁、龙骨、琥珀、合欢皮、石菖蒲、远志
平肝息风药	僵蚕、天麻、蜈蚣、全蝎、地龙、钩藤、珍珠粉
收涩药	五味子、山茱萸

附表 3 推荐学习西药

	类别	西药名称
	烷化剂	环磷酰胺、异环磷酰胺
	抗代谢药物	甲氨蝶呤、培美曲塞、羟基脲、氟尿嘧啶、卡培他滨、阿糖胞苷、吉西他滨、替吉奥
化疗药	抗肿瘤抗生素	丝裂霉素、博来霉素、多柔比星、吡柔比星、柔红霉素、米托蒽醌、表柔比星
	铂类	顺铂、卡铂、奥沙利铂、奈达铂、洛铂
	拓扑异构酶抑制剂	伊立替康、拓扑替康、羟喜树碱、依托泊苷、替尼泊苷
	抑制蛋白合成	长春新碱、长春地辛、长春瑞滨、高三尖杉酯碱、紫杉醇、多西他赛

续表

类别	西药名称
激素类药物	他莫昔芬、托瑞米芬片、依西美坦片、来曲唑片、阿那曲唑、戈舍瑞林
靶向治疗药物	贝伐珠单抗、利妥昔单抗、曲妥珠单抗、西妥昔单抗、吉非替尼、奥希替尼、瑞戈非尼、阿帕替尼、克唑替尼、安罗替尼、塞瑞替尼、舒尼替尼
免疫检查点抑制剂	派姆单抗、纳武利尤单抗
止痛药物	吗啡、芬太尼、羟考酮、曲马多、布桂嗪、加巴喷丁、普瑞巴林、阿米替林
其他	昂丹司琼、阿瑞吡坦、地塞米松、可待因、人血白蛋白、重组人粒细胞刺激因子、重组人白介素 - Ⅱ、注射用尖吻蝮蛇血凝酶、氨甲环酸等

附表4 推荐学习中成药

类别	中成药名称
解表剂	感冒清热颗粒、银翘解毒丸、玉屏风颗粒
泻下剂	便通胶囊、苁蓉润肠口服液、麻仁润肠丸
开窍剂	安宫牛黄丸、醒脑静注射液
温里剂	理中丸、香砂养胃丸、参附注射液
补益剂	参麦注射液、生脉注射液、百令胶囊、生血宝合剂、生血丸、地榆升白片、贞芪扶正颗粒（片、胶囊）、参一胶囊、健脾益肾颗粒、参芪扶正注射液、猪苓多糖注射液
安神剂	柏子养心丸、安神补脑液、百乐眠胶囊、甜梦口服液
活血剂	复方丹参片（滴丸）、银杏叶片、注射用血栓通、速效救心丸、麝香保心丸、通心络胶囊、血府逐瘀口服液（胶囊）、参松养心胶囊、稳心颗粒
化痰止咳平喘剂	通宣理肺丸、肺力咳合剂、清气化痰丸、蛇胆川贝液、蛤蚧定喘丸
肿瘤专科常用中成药	西黄丸（胶囊）、小金丸（片、胶囊、丹）、华蟾素注射液、华蟾素片（胶囊）、平消片（胶囊）、艾迪注射液、安替可胶囊、参连胶囊、慈丹胶囊、复方斑蝥胶囊、复方红豆杉胶囊、复方苦参注射剂、肝复乐片（胶囊）、金龙胶囊、康莱特注射液（胶囊）、威麦宁胶囊、消癌平丸（片、胶囊、颗粒）、消癌平注射液、鸦胆子油乳注射液、鸦胆子油软胶囊（口服乳液）、紫龙金片、康力欣胶囊、槐耳颗粒、益肺清化膏、康艾注射液等

附表 5 推荐重点监护品种

西药品种	肿瘤化疗药物、肿瘤靶向治疗药物、氯化钾注射液、地高辛、华法林、低分子肝素、茶碱、肠内营养剂、肠外营养剂
中药饮片	附子、乌头、天南星、半夏、吴茱萸、麻黄、白果、全蝎、蜈蚣、牵牛子、川楝子、重楼、黄药子、蒺藜
中成药	参附注射液、榄香烯注射液、艾迪注射液、华蟾素注射液、消癌平注射液、康莱特注射液、复方苦参注射液、鸦胆子油乳注射液、康艾注射液

（六）学会中西医结合教学药历的书写，具有一定的口头和书面表达能力。

（七）能够参与住院患者常见肿瘤疾病的会诊，具有为接受中西药联合复杂药物治疗的患者提供药学服务的基本能力。

（八）掌握临方炮制及临方制剂的相关知识，能够接受相关临床科室的中药个体化服务会诊，独立完成中药特殊服务的会诊建议，协助科室完成个体化治疗。

（九）具备今后可持续开展肿瘤专科中药临床药学工作的能力。

编写单位：中国中医科学院广安门医院（组长单位）、新疆医科大学附属中医医院、广东省中医院、北京中医药大学东直门医院、中国中医科学院望京医院、中日友好医院、辽宁中医药大学附属医院、广州中医药大学第一附属医院、甘肃省中医院、山西省中医院、贵州中医药大学第一附属医院、苏州市中医医院、中国中医科学院西苑医院、上海中医药大学附属龙华医院（排名不分前后）

内分泌病专业培训大纲

一、培训目标

通过培训，使学员树立中药临床药学思维，掌握内分泌专科中药临床药师应具备的基本知识与技能，具备今后可持续开展内分泌专科中药临床药学工作的能力。

二、科室轮转与时间安排

轮转科室	时间	培训内容
药学部相关部门（如门诊/住院药房、咨询室、制剂室、煎药室等）	6~8周	内分泌专科常用药物梳理总结,掌握内分泌专科常用西药和中成药;处方/医嘱审核;用药咨询等。中药饮片处方/医嘱审核;常用中药饮片鉴别、炮制、品种学习;饮片质量验收注意事项;中药饮片煎煮方法等
相关医技辅助科室实践（核医学科、生化室、影像科、B超室等）	1~2周	各基地根据实际情况安排
临床药物治疗实践（病区和门诊）	38~40周	①参加内分泌专科病区住院患者的初诊查房、日常监护查房和出院教育;②撰写查房记录、教学药历、典型病例分析、会诊或病例讨论记录、用药咨询记录、药品不良反应监测报告、文献阅读报告、用药教育记录等文书;③跟随副主任医师及以上职称的专家出诊,一般一周1~2次,抄方学习,由临床相关带教老师在诊间教授中医辨证用药技能
结业考核	1周	完成理论考试;完成中药饮片鉴别能力考核、学员沟通和接诊能力面试考核、案例考核。安排专家担任评委,对每位学员进行考评

注:各培训基地可根据情况适当调整,酌情安排。

三、培训内容与要求

（一）内分泌专科疾病的中医学基础知识

1. 掌握脏腑理论中的五脏、六腑的生理、病理知识及相互关系。

2. 熟悉内分泌专科疾病的病证范围、病因病机、发展规律、证候分类、主要证型、辨证要点。

3. 熟悉常见内分泌专科疾病的中医诊疗过程。

（二）内分泌专科疾病的现代医学基础知识

1. 了解内分泌系统的解剖生理特点。

2. 了解内分泌专科常见疾病病因、发病机制、病理解剖和病理生理。

3. 了解内分泌专科常见疾病的临床诊疗过程。

（三）内分泌专科现代临床技能培训

1. 了解下列诊疗方法和技术在内分泌专科疾病的诊疗中的应用价值。

（1）病史采集。

（2）体格检查。

（3）内分泌常规实验室检查。

（4）影像学检查（B超、X线、CT、MRI等）。

2. 熟悉以下检验或检查项目的临床意义，对结果具有初步的分析和应用能力。

（1）血糖监测（血糖检测、糖化血红蛋白、口服葡萄糖耐量试验）。

（2）各类激素血尿浓度测定（皮质醇、甲状腺功能检查、甲状旁腺功能测定、性激素检查、肾素-血管紧张素-醛固酮系统检查）。

（3）内分泌功能试验（包括兴奋、抑制试验）。

（4）甲状腺同位素检查。

（5）骨代谢相关疾病检查。

（6）血气分析。

（四）内分泌专科常见病、多发病、危重病培训

1. 在以下所列病种中选择至少5种作为指定学习病种（其中1~3必选），掌握指定学习病种的临床表现、中西医病因病机、中西药治疗原则及相关治疗指南。

（1）消渴病（如糖尿病、尿崩症）。

（2）瘿病（如甲状腺功能亢进症、甲状腺功能减退症）。

（3）瘿痛（如甲状腺炎）。

（4）血浊（如血脂异常、高尿酸血症）。

（5）痛风（如痛风性关节炎）。

（6）骨痿（如骨质疏松症）。

（7）虚劳（如肾上腺皮质功能减退症、腺垂体功能减退症）。

（8）肥胖病（如肥胖症）。

（9）其他（如肾上腺皮质功能亢进症、原发性醛固酮增多症、甲状旁腺功能亢进或甲状旁腺功能减退症）。

2. 了解以下危重症的中西医诊断要点、抢救措施。

（1）糖尿病酮症酸中毒。

（2）垂体危象。

（3）甲亢危象。

（4）低血糖昏迷。

3. 了解内分泌专科其他诊疗常规。

（1）常用胰岛素注射装置的使用方法。

（2）血糖监测的方法及结果的分析和解释。

（3）腰围、臀围测定，标准体重计算及糖尿病饮食控制原则。

（五）内分泌专科常用方剂、中西药物培训

1. 掌握至少50首常用方剂（见附表1）的组成、正确煎服法、功用主治及证治要点，熟悉其方义及常用加减法，了解其来源及现代应用。

2. 掌握100种以上内分泌专科常用中药饮片（见附表2）的基源、药用部位、来源产地、鉴别要点、产地处理、炮制加工、性味归经、功效主治、用法用量及临床合理选用、药物使用注意和不良反应等。

3. 掌握50种以上内分泌专科常用西药（见附表3）的作用机制、药效学、药动学、适应证、常用剂量和给药方法、不良反应、禁忌证、药物相互作用、临床评价、有关药品的"专家共识"等知识与技能。

4. 掌握50种以上内分泌专科常用中成药（见附表4）的功效主治、不良反应及合理运用，了解其使用注意事项。

5. 掌握15种重点监护药物品种（见附表5），包括毒性中药、中药注射剂、不良反应发生率高的药品、特殊人群禁忌品种等的监护要点、中毒指标、临床表现、中毒剂量及评价和救治方法，并能制订相应的监护计划，协助医生优化治疗方案。

6. 熟悉内分泌专科常见的药物相互作用。

附表1 推荐学习方剂

类别	方剂
解表剂	麻黄汤、桂枝汤、小青龙汤、银翘散、桑菊饮
泻下剂	大承气汤、大黄附子汤、麻子仁丸
和解剂	小柴胡汤、四逆散、逍遥散、半夏泻心汤
温里剂	理中丸、吴茱萸汤、四逆汤、黄芪桂枝五物汤
清热剂	白虎加人参汤、竹叶石膏汤、葛根芩连汤、玉女煎
补益剂	四君子汤、参苓白术散、补中益气汤、生脉散、人参养荣汤、玉屏风散、四物汤、归脾汤、当归补血汤、炙甘草汤、六味地黄丸、肾气丸、一贯煎
安神剂	天王补心丹、酸枣仁汤、交泰丸
理气剂	柴胡疏肝散、半夏厚朴汤、瓜蒌薤白白酒汤
理血剂	桃核承气汤、血府逐瘀汤、补阳还五汤、十灰散
治风剂	天麻钩藤饮、镇肝熄风汤
祛湿剂	五苓散、苓桂术甘汤、真武汤、四妙丸、当归拈痛汤
祛痰剂	温胆汤、二陈汤、小陷胸汤、半夏白术天麻汤
消瘿化积剂	海藻玉壶汤、消瘰丸、桂枝茯苓丸
治疡剂	阳和汤、五味消毒饮

附表2　推荐学习中药饮片

类别	中药饮片
解表药	麻黄、桂枝、细辛、柴胡、白芷、薄荷、升麻、生姜、葛根、防风、荆芥
清热药	石膏、知母、天花粉、夏枯草、黄芩、黄连、黄柏、金银花、连翘、生地黄、牡丹皮、玄参、苦参、栀子、赤芍、芦根
泻下药	大黄、芒硝、火麻仁
祛风湿药	羌活、独活、木瓜、五加皮、桑寄生
化湿药	藿香、佩兰、苍术、砂仁
利水渗湿药	茯苓、薏苡仁、车前子、泽泻、猪苓、茵陈
温里药	附子、干姜、肉桂、吴茱萸、荜茇
理气药	陈皮、青皮、木香、沉香、香附、枳壳、川楝子
消食药	山楂、神曲、麦芽、鸡内金
止血药	三七、仙鹤草、艾叶
活血药	延胡索、川芎、郁金、桃仁、红花、丹参、川牛膝、怀牛膝、莪术、益母草、泽兰、姜黄、鸡血藤
补益药	人参、太子参、党参、西洋参、白术、黄芪、百合、北沙参、麦冬、石斛、黄精、鳖甲、何首乌、熟地黄、当归、山药、白芍、菟丝子、甘草、大枣、女贞子、枸杞、续断、杜仲、鹿茸
化痰止咳药	浙贝母、川贝母、半夏、陈皮、瓜蒌、前胡、桔梗、旋覆花、桑白皮、枇杷叶、昆布、苦杏仁、竹茹、百部、紫菀、款冬花
安神药	酸枣仁、龙骨、合欢皮、石菖蒲、远志、朱砂
平肝息风药	僵蚕、天麻、蜈蚣、全蝎、地龙、钩藤、牡蛎
收涩药	五味子、山茱萸、乌梅

附表3　推荐学习西药

类别	西药名称
磺脲类	格列本脲、格列吡嗪、格列齐特、格列喹酮、格列美脲
格列奈类	瑞格列奈、那格列奈
双胍类	二甲双胍
α-葡糖苷酶抑制药	阿卡波糖、伏格列波糖
胰岛素增敏剂	罗格列酮、吡格列酮
DPP-4抑制剂	维格列汀、沙格列汀、西格列汀、阿格列汀、利格列汀
GLP-1受体激动剂	利拉鲁肽、艾塞那肽、贝那鲁钛、利司那肽

类别	西药名称
SGLT-2 抑制剂	达格列净、卡格列净、恩格列净
胰岛素	普通胰岛素、生物合成人胰岛素、速效胰岛素类似物、低精蛋白锌胰岛素、各种预混胰岛素、长效胰岛素类似物
他汀类	阿托伐他汀、瑞舒伐他汀、辛伐他汀、普伐他汀、氟伐他汀、匹伐他汀
贝特类	非诺贝特
胆固醇吸收抑制剂	依折麦布
烟酸类	烟酸缓释片
硫脲类	丙硫氧嘧啶
咪唑类	甲巯咪唑
甲状腺激素类	左甲状腺素钠、甲状腺素
核药物	碘(^{131}I)
钙补充剂	碳酸钙、乳酸钙、葡萄糖酸钙、枸橼酸钙、复方氨基酸螯合钙
维生素 D 及其衍生物	维生素 D、骨化三醇、阿法骨化醇
雌激素类	雌二醇、雷洛昔芬、替勃龙
降钙素	鲑鱼降钙素、依降钙素
二膦酸盐	依替膦酸二钠、帕米膦酸钠、阿仑膦酸钠、唑来膦酸
促进骨形成药物	特立帕肽(重组人甲状旁腺激素 1-34)
控制关节炎症状药物	非甾体抗炎药、糖皮质激素、秋水仙碱
抑制尿酸生成药物	别嘌醇、非布司他
促进尿酸排泄药物	苯溴马隆、丙磺舒、碳酸氢钠
肾上腺皮质激素类药物	氢化可的松、泼尼松龙、醋酸泼尼松、甲泼尼龙、地塞米松、倍他米松、曲安奈德
保钾利尿剂	螺内酯、氨苯蝶啶、阿米洛利

附表 4　推荐学习中成药

类别	中成药名称
解表剂	感冒清热颗粒、金花清感颗粒
泻下剂	麻仁软胶囊、苁蓉通便口服液
和解剂	丹栀逍遥丸(片)
开窍剂	安宫牛黄丸、醒脑静注射液
温里剂	参附注射液、理中丸

类别	中成药名称
补益剂	降糖舒胶囊、津力达颗粒、糖脉康片（胶囊）、参芪降糖胶囊（颗粒、片）、消渴丸、金匮肾气丸（片）、仙灵骨葆胶囊、杞菊地黄丸、麦味地黄丸
安神剂	柏子养心丸、七叶神安片、甜梦口服液（胶囊）
活血剂	复方丹参片（滴丸）、银杏叶片、丹红注射液、注射用血塞通、疏血通注射液、注射用灯盏花素、银杏达莫注射液、地奥心血康胶囊、速效救心丸、通心络胶囊、血府逐瘀口服液、冠心丹参滴丸、参松养心胶囊、心脉通片、益心舒胶囊、丹七片、活血通脉片、心元胶囊、通塞脉片、稳心颗粒、芪参益气滴丸、麝香保心丸
治风剂	通天口服液、松龄血脉康胶囊、复方罗布麻颗粒（片）、牛黄降压丸（片、胶囊）
祛湿剂	藿香正气水（颗粒、片、合剂、口服液、滴丸、胶囊、软胶囊）、血脂康胶囊（片）、脂必妥片、痛风定胶囊
外用类	通络祛痛膏、生肌散

附表5　推荐重点监护品种

西药品种	胰岛素、口服降糖药、GLP-1受体激动剂
中药饮片	附子、乌头、天南星、半夏、吴茱萸、麻黄、丹参、大黄、山豆根
中成药	消渴丸、参附注射液、参麦注射液、丹红注射液、注射用血塞通、疏血通注射液、醒脑静注射液

（六）学会中西医结合教学药历的书写，具有一定的口头和书面表达能力。

（七）具有与患者、医师及护士交流沟通的能力；具有文献检索与分析能力，能够为医师、护士提供中西药物信息材料，并开展相应的药物宣讲活动；能够为患者提供适宜的用药指导。

（八）能够参与住院患者常见内分泌专科疾病的会诊，具有为接受中西药联合复杂药物治疗的患者提供药学服务的基本能力。

（九）掌握临方炮制及临方制剂的相关知识，能够接受相关临床科室的中药个体化服务会诊，独立完成中药特殊服务的会诊建议，协助科室完成个体化治疗。

（十）具备今后可持续开展内分泌专科中药临床药学工作的能力。

编写单位：广州中医药大学第一附属医院（组长单位）、安徽中医药大学第一附属医院、贵州中医药大学第一附属医院、成都中医药大学附属医院、北京中医药大学东直门医院、北京中医药大学东方医院、中国中医科学院广安门医院（排名不分前后）

风湿病专业培训大纲

一、培训目标

通过培训,使学员树立中药临床药学思维,掌握风湿病专科中药临床药师应具备的基本知识与技能,具备今后可持续开展风湿病专科中药临床药学工作的能力。

二、科室轮转与时间安排

轮转科室	时间	培训内容
药学部相关部门(如门诊/住院药房、咨询室、制剂室、煎药室等)	6~8周	风湿病专科常用药物梳理总结,掌握风湿病专科常用西药和中成药;处方/医嘱审核等。中药饮片处方/医嘱审核;常用中药饮片鉴别、炮制、品种学习;饮片质量验收注意事项;中药饮片煎煮方法;用药咨询等
相关医技辅助科室实践(生化室、影像科等)	1~2周	各基地根据实际情况安排
临床药物治疗实践(病区和门诊)	38~40周	①参加风湿专科病区住院患者的初诊查房、日常监护查房和出院教育;②撰写查房记录、教学药历、典型病例分析、会诊或病例讨论记录、用药咨询记录、药品不良反应监测报告、文献阅读报告、用药教育记录等文书;③跟随副主任医师及以上职称的专家出诊,一般一周1~2次,抄方学习,由临床相关带教老师在诊间教授中医辨证用药技能
结业考核	1周	完成理论考试;完成中药饮片鉴别能力考核、学员沟通和接诊能力面试考核、案例考核。安排专家担任评委,对每位学员进行考评

注:各培训基地可根据情况适当调整,酌情安排。

三、培训内容与要求

(一)综合素质培训

1. 掌握《医疗机构药事管理规定》《处方管理办法》和《中成药临床应用指导原则》等药事法规的相关内容。

2. 通过职业道德和法律法规知识教育,学员应具有职业责任感、法律意识,能自觉规范自身职业行为,尊重患者并维护其合理用药权益。

（二）风湿病专科疾病的中医学基础知识

1. 掌握脏腑经络理论中有关痹病的生理、病理知识。

2. 熟悉风湿病的病证范围、病因病机、发展规律、证候分类、主要证型、辨证要点。

3. 熟悉常见风湿病的中医诊疗过程。

（三）风湿病专科疾病的现代医学基础知识

1. 了解骨、关节及周围软组织的解剖生理特点，机体自身免疫调节系统的功能。

2. 了解风湿病的常见病因、发病机制、病理解剖和病理生理。

3. 了解常见风湿病的临床诊疗过程。

（四）风湿病专科现代临床技能培训

1. 掌握下列常见症状在风湿病诊疗中的临床意义。

（1）疼痛。

（2）关节肿胀。

（3）发热。

（4）麻木。

（5）肢节屈伸不利。

（6）皮肤红斑。

（7）皮下结节。

（8）晨僵。

（9）口干、眼干。

2. 熟悉以下检验或检查项目的意义，对结果具有初步的分析和应用能力。

（1）血常规、尿常规、大便常规。

（2）肝功能、肾功能。

（3）血沉、C反应蛋白。

（4）球蛋白定量。

（5）补体C3、C4检查。

（6）自身抗体检测：抗核抗体、抗中性粒细胞胞浆抗体、抗磷脂抗体、抗角蛋白抗体谱。

（7）类风湿标志物（CCP-AB、类风湿因子）。

（8）人类白细胞抗原（HLA）检测：HLA-B27、HLA-B5、HLA-DR4等。

（9）关节液检查。

（10）影像学检查：X线、CT、MRI、超声等。

（11）病理学检查。

（12）直腿抬高试验。

（13）双侧4字试验。

（五）风湿病专科常见病、多发病培训

在以下所列病种中选择至少5种作为指定学习病种（其中1~3必选），掌握指定学习病种的临床表现、中西医病因病机、中西药治疗原则及相关治疗指南。

1. 尪痹（如类风湿性关节炎）。

2. 骨痹（如骨关节炎）。

3. 大偻（如强直性脊柱炎）。

4. 燥痹（如干燥综合征）。

5. 浊瘀痹（如痛风）。

6. 阴阳毒（如系统性红斑狼疮）。

7. 骨痿（如骨质疏松）。

8. 肌痹（如多发性肌炎、皮肌炎）。

9. 热痹（成人Still病）。

10. 皮痹（系统性硬化病）。

11. 狐惑病（白塞病）。

（六）风湿病专科常用方剂、中西药物培训

1. 掌握至少50首常用方剂（见附表1）的组成、正确煎服法、功用主治及证治要点，熟悉其方义及常用加减法，了解其来源及现代应用。

2. 掌握100种以上风湿病专科疾病常用中药饮片（见附表2）的基源、药用部位、来源产地、鉴别要点、产地处理、炮制加工、性味归经、功效主治、用法用量及临床合理选用、药物使用注意和不良反应等。

3. 掌握50种以上风湿病专科疾病常用西药（见附表3）的作用机制、药效学、药代动力学、适应证、常用剂量和给药方法、不良反应、禁忌证、药物相互作用、临床评价、有关药品的"专家共识"等知识与技能。

4. 掌握50种以上风湿病专科疾病常用中成药（见附表4）的功效主治、不良反应及合理运用，了解其使用注意事项。

5. 掌握15种以上重点监护药物品种（见附表5），包括毒性中药、中药注射剂、不良反应发生率高的药品、特殊人群禁忌品种等的监护要点、中毒指标、临床表现、中毒剂量及评价和救治方法，并能制订相应的监护计划，协助医生优化治疗方案。

6. 熟悉风湿病专科常见的药物相互作用。

附表 1　推荐学习方剂

类别	方剂
解表剂	麻黄汤、桂枝汤、银翘散、麻杏石甘汤、桑菊饮
温里剂	理中丸、小建中汤、四逆散、黄芪桂枝五物汤、参附汤
补益剂	四君子汤、四物汤、炙甘草汤、六味地黄丸、左归丸、大补阴丸、一贯煎、地黄饮子、右归丸、补血荣筋丸
理血剂	血府逐瘀汤、补阳还五汤、复元活血汤、身痛逐瘀汤、双合汤、十灰散
祛湿剂	五苓散、猪苓汤、防己黄芪汤、五皮散、苓桂术甘汤、真武汤、实脾散、羌活胜湿汤、独活寄生汤、平胃散、藿香正气散、茵陈蒿汤、蠲痹汤、薏苡仁汤
祛痰剂	二陈汤、半夏白术天麻汤、越鞠丸、温胆汤
清热剂	导赤散、左金丸、龙胆泻肝汤
治燥剂	清燥救肺汤、玉液汤、玉泉丸

附表 2　推荐学习中药饮片

类别	中药饮片
解表药	麻黄、桂枝、羌活、白芷、细辛、柴胡、升麻、葛根
清热药	石膏、知母、芦根、天花粉、栀子、夏枯草、黄芩、黄连、黄柏、蒲公英、白花蛇舌草、青蒿、白薇、地骨皮、生地黄、玄参、牡丹皮、赤芍
泻下药	大黄、芒硝
祛风湿药	独活、威灵仙、川乌、草乌、蕲蛇、乌梢蛇、木瓜、海风藤、秦艽、防己、桑枝、豨莶草、臭梧桐、海桐皮、络石藤、雷公藤、五加皮、桑寄生、青风藤
化湿药	藿香、佩兰、苍术、厚朴
利水渗湿药	茯苓、薏苡仁、猪苓、泽泻、车前子、滑石、木通、通草、瞿麦、萹蓄、茵陈、金钱草
温里药	附子、干姜、肉桂
理气药	陈皮、枳壳
消食药	山楂、神曲、麦芽、稻芽
活血药	川芎、延胡索、郁金、姜黄、乳香、没药、丹参、红花、桃仁、益母草、泽兰、牛膝、鸡血藤
补益药	党参、黄芪、白术、山药、甘草、狗脊、熟地黄、当归、白芍
化痰止咳药	半夏、天南星
平肝息风药	天麻、地龙、钩藤
收涩药	五味子、山茱萸

附表3 推荐学习西药

类别	西药名称
非甾体抗炎药（NSAIDs）	美洛昔康、氯诺昔康、塞来昔布、艾瑞昔布、吲哚美辛、布洛芬、双氯芬酸、阿司匹林、洛索洛芬、萘普生、萘丁美酮、依托考昔
免疫抑制剂	环磷酰胺、硫唑嘌呤、环孢素、吗替麦考酚酯、沙利度胺、他克莫司、西罗莫司
免疫增强剂	白芍总苷
糖皮质激素	甲泼尼龙、泼尼松、氢化可的松、泼尼松龙、曲安西龙、地塞米松、倍他米松
痛风与高尿酸血症用药	秋水仙碱、丙磺舒、苯溴马隆、别嘌醇、非布司他
生物制剂	依那西普、英夫利西单抗、阿达木单抗、托珠单抗
软骨保护剂、钙剂等	透明质酸、氨基葡萄糖、硫酸软骨素A、双醋瑞因、碳酸钙D$_3$、阿法骨化醇
其他制剂	柳氮磺吡啶、来氟米特、甲氨蝶呤、青霉胺、羟氯喹、氯喹、金制剂

附表4 推荐学习中成药

类别	中成药名称
祛湿剂	雷公藤多苷片、痹祺胶囊、正清风痛宁缓释片、正清风痛宁注射液、昆明山海棠片、黄葵胶囊、尿毒清颗粒、风湿骨痛胶囊、滑膜炎颗粒、痛风舒片、风湿祛痛胶囊、追风透骨丸、金乌骨通胶囊、复方雪莲胶囊、尪痹片、寒湿痹片、湿热痹片、四妙丸
活血剂	痛血康胶囊、腰痹通胶囊、独一味丸、血塞通软胶囊、三七伤药片、云南白药、丹参注射液、血塞通注射液、红花注射液
扶正剂	六味地黄丸、补中益气丸、参苓白术散、独活寄生丸、壮骨关节丸、壮腰健肾丸、益肾蠲痹丸、金匮肾气丸
清热剂	新癀片、黄连解毒丸
治风剂	祛风止痛丸、肿痛安胶囊、祖师麻片、祖师麻注射液、小活络丸
理气剂	逍遥丸、元胡止痛滴丸
温里剂	附子理中丸、参附注射液
其他	通滞苏润江胶囊、青鹏软膏、天和骨通贴膏、活血止痛膏

附表5 推荐重点监护品种

西药品种	环磷酰胺、硫唑嘌呤、环孢素、吗替麦考酚酯、他克莫司、甲氨蝶呤
中药饮片	天南星、半夏、附子、川乌、草乌、麻黄、大黄
中成药	雷公藤多苷片、正清风痛宁注射液、祖师麻注射液、丹参注射液、血塞通注射液、红花注射液、参附注射液

备注：中药临床药师培训基地可以根据医院实际情况对附表1~附表5推荐药品进行微调。

（七）学会中西医结合教学药历的书写，具有一定的口头和书面表达能力。

（八）具有与患者、医师及护士交流沟通的能力；具有文献检索与分析能力，能够为医师、护士提供中西药物信息材料，并开展相应的药物宣讲活动；能够为患者提供适宜的用药指导。

（九）能够参与住院患者常见风湿病专科的会诊，具有为接受中西药联合复杂药物治疗的患者提供药学服务的基本能力。

（十）掌握临方炮制及临方制剂的相关知识，能够接受相关临床科室的中药个体化服务会诊，独立完成中药特殊服务的会诊建议，协助科室完成个体化治疗。

（十一）具备今后可持续开展风湿病专科中药临床药学工作的能力。

编写单位：安徽中医药大学第一附属医院（组长单位）、云南省中医医院

皮肤病专业培训大纲

一、培训目标

通过培训，使学员树立中药临床药学思维，掌握皮肤病专科中药临床药师应具备的基本知识与技能，具备今后可持续开展皮肤病专科中药临床药学工作的能力。

二、科室轮转与时间安排

轮转科室	时间	培训内容
药学部相关部门（如门诊/住院药房、咨询室、制剂室、煎药室等）	6~8周	皮肤病专科常用药物梳理总结，掌握皮肤病专科常用西药和中成药；处方/医嘱审核等。中药饮片处方/医嘱审核；常用中药饮片鉴别、炮制、品种学习；饮片质量验收注意事项；中药饮片煎煮方法；用药咨询等
相关医技辅助科室实践	1~2周	各基地根据实际情况安排（或不安排）
临床药物治疗实践（病区和门诊）	38~40周	①参加皮肤病专科病区住院患者的初诊查房、日常监护查房和出院教育；②撰写查房记录、教学药历、典型病例分析、会诊或病例讨论记录、用药咨询记录、药品不良反应监测报告、文献阅读报告、用药教育记录等文书；③跟随副主任医师及以上职称的专家出诊，一般一周1~2次，抄方学习，由临床相关带教老师在诊间教授中医辨证用药技能

轮转科室	时间	培训内容
结业考核	1周	完成理论考试;完成中药饮片鉴别能力考核、学员沟通和接诊能力面试考核、案例考核。安排专家担任评委,对每位学员进行考评

注:各培训基地可根据情况适当调整,酌情安排。

三、培训内容与要求

（一）皮肤病专科疾病的中医学基础知识

1. 掌握脏腑理论中有关皮肤的生理、病理知识。

2. 熟悉皮肤病专科疾病的病证范围、病因病机、发展规律、证候分类、主要证型、辨证要点。

3. 熟悉常见皮肤病专科疾病的中医诊疗过程。

（二）皮肤病专科疾病的现代医学基础知识

1. 了解皮肤的解剖生理特点,皮肤与脏腑、气血、津液的关系。

2. 了解皮肤病专科常见疾病病因、发病机制、病理解剖和病理生理。

3. 了解皮肤病专科常见疾病的临床诊疗过程。

（三）皮肤病专科现代临床技能培训

1. 掌握下列常见皮损症状在皮肤疾病诊疗中的临床意义。

（1）斑疹。

（2）丘疹。

（3）水疱。

（4）脓疱。

（5）风团。

（6）结节。

（7）鳞屑。

（8）糜烂。

（9）痂皮。

（10）溃疡。

（11）脓。

2. 熟悉以下检验或检查项目的意义,对结果具有初步的分析和应用能力。

（1）血常规检测。

（2）血生化。

（3）尿常规检查。

（4）凝血功能测定指标。

（5）心电图。

（6）过敏原筛查。

（7）粪便常规及隐血检查。

（四）皮肤病专科常见病、多发病、危重病培训

1. 在以下所列病种中选择至少5种作为指定学习病种（其中1~3必选），掌握指定学习病种的临床表现、中西医病因病机、中西药治疗原则及相关治疗指南。

（1）白疕（如寻常型银屑病、红皮病型银屑病）。

（2）蛇串疮（如带状疱疹）。

（3）湿疮病（如湿疹、嗜酸性粒细胞增多性皮病、淤积性皮炎）。

（4）瘾疹病（如急性荨麻疹）。

（5）葡萄疫（如过敏性紫癜、进行性色素性紫癜性皮病）。

（6）药毒病（如药疹）。

（7）面游风（如激素依赖性皮炎、脂溢性皮炎、玫瑰痤疮）。

（8）粉刺病（如痤疮、毛囊炎、聚合样痤疮）。

（9）日晒疮病（如日光性皮炎）。

2. 了解以下危重症的中西医诊断要点、抢救措施。

（1）重症系统性红斑狼疮。

（2）重症天疱疮。

（3）重症药疹。

（4）中毒性大疱性表皮松解症。

（五）皮肤病专科常用方剂、中西药物培训

1. 掌握至少50首常用方剂（见附表1）的组成、正确煎服法、功用主治及证治要点，熟悉其方义及常用加减法，了解其来源及现代应用。

2. 掌握100种以上皮肤病专科常用中药饮片（见附表2）的基源、药用部位、来源产地、鉴别要点、产地处理、炮制加工、性味归经、功效主治、用法用量及临床合理选用、药物使用注意和不良反应等。

3. 掌握50种以上皮肤病专科常用西药（见附表3）的作用机制、药效学、药代动力学、适应证、常用剂量和给药方法、不良反应、禁忌证、药物相互作用、临床评价、有关药品的"专家共识"等知识与技能。

4. 掌握50种以上皮肤病专科常用中成药（见附表4）的功效主治、不良反应及合理运用，了解其使用注意事项。

5. 掌握15种重点监护药物品种（见附表5），包括毒性中药、中药注射剂、不良反应发生率高的药品、特殊人群禁忌品种等的监护要点、中毒指标、临床表现、中毒剂量及评价和救治方法,并能制订相应的监护计划,协助医生优化治疗方案。

6. 熟悉皮肤病专科常见的药物相互作用。

附表1 推荐学习方剂

类别	方剂
解表剂	麻黄汤、桂枝汤、银翘散、桑菊饮、麻黄细辛附子汤、防风通圣丸
泻下剂	大承气汤、麻子仁丸、十枣汤
和解剂	小柴胡汤、四逆散、逍遥散、半夏泻心汤
温里剂	理中丸、参附汤、四逆汤
补益剂	四君子汤、参苓白术散、补中益气汤、生脉散、人参养荣汤、玉屏风散、四物汤、归脾汤、当归补血汤、炙甘草汤、左归饮、右归饮、一贯煎、当归饮子
安神剂	安神定志丸、柏子养心丸、酸枣仁汤、朱砂安神丸
理气剂	柴胡疏肝散、瓜蒌薤白半夏汤、枳实薤白桂枝汤、葶苈大枣泻肺汤
理血剂	血府逐瘀汤、补阳还五汤、桂枝茯苓丸、大黄䗪虫丸
治风剂	天麻钩藤饮、镇肝熄风汤、消风散
治燥剂	清燥救肺汤、养阴清肺汤、麦门冬汤
祛湿剂	三仁汤、三妙丸、四妙丸、五苓散、防己黄芪汤、五皮饮、苓桂术甘汤、真武汤、除湿胃苓汤、独活寄生汤
祛痰剂	黄连温胆汤、二陈汤、半夏白术天麻汤
清热剂	白虎汤、清营汤、芍药汤、龙胆泻肝汤、导赤散
痈疡剂	牛蒡解肌汤、海藻玉壶汤、透脓散、阳和汤、连翘败毒散

附表2 推荐学习中药饮片

类别	中药饮片
解表药	麻黄、桂枝、防风、羌活、荆芥、紫苏、葛根、柴胡、白芷、薄荷、升麻、桑叶、菊花、牛蒡子、蝉蜕
清热药	石膏、知母、水牛角、夏枯草、黄芩、黄连、黄柏、龙胆草、金银花、连翘、生地黄、牡丹皮、玄参、苦参、栀子、赤芍、青葙子、紫草、蒲公英、紫花地丁、白花蛇舌草、白鲜皮、白蔹、鸦胆子、重楼、土茯苓
泻下药	大黄、芒硝、番泻叶、火麻仁、郁李仁
祛风湿药	独活、秦艽、威灵仙、防己、桑寄生、木瓜、乌梢蛇
化湿药	藿香、佩兰、苍术、砂仁、厚朴
利水渗湿药	茯苓、车前子、泽泻、猪苓、薏苡仁、滑石、木通、茵陈、地肤子、萆薢

类别	中药饮片
温里药	附子、干姜、肉桂、吴茱萸、细辛、花椒、荜澄茄
理气药	陈皮、青皮、木香、沉香、香附、枳壳、川楝子、薤白
消食药	山楂、神曲、麦芽、鸡内金、莱菔子
止血药	三七、地榆、白茅根、仙鹤草、白及、茜草、艾叶
活血药	延胡索、川芎、郁金、红花、丹参、川牛膝、怀牛膝、三棱、莪术、益母草、泽兰、姜黄、桃仁、土鳖虫
补益药	人参、太子参、党参、西洋参、白术、黄芪、大枣、百合、北沙参、麦冬、石斛、黄精、鳖甲、何首乌、当归、山药、白芍、菟丝子、甘草、女贞子、枸杞、续断、杜仲
化痰止咳药	浙贝母、川贝母、半夏、天南星、陈皮、瓜蒌、桔梗、旋覆花、桑白皮、枇杷叶、海藻、昆布、苦杏仁、百部
安神药	酸枣仁、龙骨、琥珀、合欢皮、柏子仁、远志
平肝息风药	僵蚕、天麻、蜈蚣、全蝎、地龙、钩藤、珍珠母
收涩药	五味子、乌梅、山茱萸、芡实
外用药及其他	硫黄、雄黄、轻粉、炉甘石、蛇床子、丝瓜络

附表 3　推荐学习西药

类别	西药名称
抗组胺类	盐酸西替利嗪片、盐酸异丙嗪片、马来酸氯苯那敏片、富马酸酮替芬片、依巴斯汀片、枸地氯雷他定片、西咪替丁片、雷尼替丁胶囊
糖皮质激素类	醋酸泼尼松片、甲泼尼龙片、地塞米松磷酸钠注射液、复方倍他米松注射液
维 A 酸类	阿维 A 胶囊、维 A 酸胶囊、异维 A 酸胶囊
抗真菌药物类	制霉菌素片、盐酸特比萘芬片、伊曲康唑片
抗病毒药类	阿昔洛韦片、更昔洛韦胶囊
抗生素类	青霉素 V 钾片、盐酸左氧氟沙星胶囊、罗红霉素胶囊、阿奇霉素片、头孢克洛缓释片、盐酸多西环素胶囊、头孢拉定胶囊
免疫抑制剂类	环磷酰胺片（粉针剂）、雷公藤多苷片、甲氨蝶呤片
维生素及钙剂类	葡萄糖酸钙注射液、维生素 AD 胶丸、复合维生素 B、维生素 C 注射液、维生素 E 胶丸、维生素 B_{12} 注射液、谷维素片
外用药物类	联苯苄唑乳膏、卤米松乳膏、卤米松三氯生乳膏、曲安奈德益康唑软膏、糠酸莫米松乳膏、阿达帕林软膏、硝酸咪康唑霜、尿素乳膏、复方醋酸地塞米松乳膏、硼酸氧化锌冰片软膏、过氧化苯甲酰凝胶、甲硝唑凝胶、硝酸舍他康唑软膏、他克莫司软膏、莫匹罗星软膏、重组表皮生长因子凝胶、酮康唑乳膏

附表4 推荐学习中成药

类别	中成药名称
清热解毒剂	皮肤病血毒丸、一清胶囊、复方青黛胶囊、防风通圣丸、双黄连胶囊（注射液）、板蓝根颗粒、梅花点舌丸、导赤丸、左金丸、桑菊感冒片、银翘解毒片、金花消痤丸、蓝芩口服液、蒲地蓝口服液、九味双解口服液
清热除湿剂	龙胆泻肝丸、二妙丸、三妙丸、四妙丸、湿毒清胶囊
舒肝解郁剂	逍遥丸、加味逍遥丸、柴胡疏肝丸、舒肝颗粒
养血润燥剂	润燥止痒胶囊、六味地黄丸、知柏地黄丸、大补阴丸、养血生发胶囊
扶正解表剂	参麦注射液、生脉注射液、玉屏风颗粒、参苏丸、补中益气丸、归脾丸、参苓白术颗粒、人参养荣丸
活血化瘀剂	复方丹参片（滴丸）、血府逐瘀丸、桂枝茯苓丸、大黄蛰虫丸、银杏叶片（滴丸）、丹红注射液、丹七片、血塞通颗粒、元胡止痛片、十灰散、冠心丹参滴丸
祛风潜镇剂	消风止痒颗粒、消银颗粒、天麻钩藤颗粒
外用药	肤芩洗剂、蛇床子洗剂、炉甘石洗剂、三黄洗剂、颠倒散洗剂、青黛散洗剂、痤疮洗剂、10%硫黄软膏、七味姜黄擦剂、京万红膏、青黛散、六一散

附表5 推荐重点监护品种

西药品种	甲氨蝶呤片、雷公藤多苷片、醋酸泼尼松片、甲泼尼龙片、阿维A胶囊
中药饮片	附子、乌头、天南星、半夏、吴茱萸、麻黄、丹参、冰片、大黄、葶苈子
中成药	注射用炎琥宁、双黄连注射液、丹红注射液

（六）学会中西医结合教学药历的书写，具有一定的口头和书面表达能力。

（七）具有与患者、医师及护士交流沟通的能力；具有文献检索与分析能力，能够为医师、护士提供中西药物信息材料，并开展相应的药物宣讲活动；能够为患者提供适宜的用药指导。

（八）能够参与住院患者常见皮肤病专科的会诊，具有为接受中西药联合复杂药物治疗的患者提供药学服务的基本能力。

（九）掌握临方炮制及临方制剂的相关知识，能够接受相关临床科室的中药个体化服务会诊，独立完成中药特殊服务的会诊建议，协助科室完成个体化治疗。

（十）具备今后可持续开展皮肤病专科中药临床药学工作的能力。

编写单位：云南省中医医院

妇科专业培训大纲

一、培训目标

通过培训,使学员树立中药临床药学思维,掌握妇科专科中药临床药师应具备的基本知识与技能,具备独立胜任中药临床药师工作的能力,能够持续开展妇科专科中药临床药学基本工作。

二、科室轮转与时间安排

轮转科室	时间	培训内容
药学部相关部门(如门诊/住院药房、咨询室、制剂室、煎药室等)	6~8 周	妇科专科常用药物梳理总结,掌握妇科专科常用西药和中成药;处方/医嘱审核等。中药饮片处方/医嘱审核;常用中药饮片鉴别、炮制、品种学习;饮片质量验收注意事项;中药饮片煎煮方法;用药咨询等
相关医技辅助科室实践(检验室、B 超室等)	1~2 周	基地根据实际情况安排
临床药物治疗实践(病区和门诊)	38~40 周	①参加妇科专科病区住院患者的初诊查房、日常监护查房和出院教育;②撰写查房记录、教学药历、典型病例分析、会诊或病例讨论记录、用药咨询记录、药品不良反应监测报告、文献阅读报告、用药教育记录等文书;③跟随副主任医师及以上职称的专家出诊,一般一周 1~2 次,抄方学习,由临床相关带教老师在诊间教授中医辨证用药技能;④根据需要可适当安排到内科病区轮转学习 8~12 周
结业考核	1 周	完成理论考试;完成中药饮片鉴别能力考核、学员沟通和接诊能力面试考核、案例考核。安排专家担任评委,对每位学员进行考评

注:各培训基地可根据情况适当调整,酌情安排。

三、培训内容与要求

(一)妇科专科疾病中医学基础知识

1. 掌握妇女不同生理周期的生理、病理的基本知识,掌握中医妇科关于妇女经、带、胎、产、杂等病的辨证论治知识。

2. 熟悉中医妇科专科疾病的病证范围、病因病机、发展规律、证候分类、主要证型、辨证要点。

3. 熟悉妇科专科疾病的中医诊疗过程。

（二）妇科专科疾病的现代医学基础知识

1. 了解女性盆腔、腹腔、腹膜后、盆底以及生殖系统的解剖结构，了解现代妇产科学所包括的疾病分类方法。

2. 熟悉常见妇科专科疾病的西医诊断、病因病理、发病机制、鉴别诊断以及中医妇科与西医妇科专科疾病不同的分类方法和特点。

3. 了解妇科专科常见疾病的临床诊疗过程，了解妇科各类手术围手术期药物治疗的基本原则，了解妇科恶性肿瘤的治疗原则。

（三）妇科专科常见疾病培训

1. 在以下所列病种中选择至少5种作为指定学习病种，掌握指定学习病种的临床表现、中西医病因病机、中西药治疗原则及相关治疗指南。

（1）月经病（月经紊乱、痛经、闭经、经行诸证、经断前后诸证、经断复来等）。

（2）带下病（生殖道炎症等）。

（3）妊娠病（习惯性流产、先兆流产、异位妊娠等）。

（4）临产病。

（5）产后病。

（6）妇科杂病（子宫内膜异位症和子宫腺肌症、子宫肌瘤、子宫脱垂、盆腔炎等）。

（7）前阴病（外阴营养不良、外阴炎等）。

（8）妇科肿瘤（包括外阴肿瘤、宫颈肿瘤、子宫内肿瘤、卵巢肿瘤、输卵管肿瘤、滋养细胞肿瘤）。

2. 了解妇科专科危重症的中西医诊断要点、抢救措施，如妇科急腹症（宫外孕破裂等）。

（四）了解下列诊疗方法和技术在妇科专科疾病的诊疗中的临床意义

（1）病史采集。

（2）体格检查（包括妇科专科检查）。

（3）掌握相关实验室检查的正常范围及异常值的临床意义。相关实验室检查主要包括：血常规、电解质、肝功、肾功、尿液检查、传染性疾病检查、分泌物药敏试验等。

（4）掌握女性内分泌激素（包括甲状腺激素、性激素等）检查结果在不同生理周期的临床意义。性激素水平不同生理周期主要包括：卵泡期、黄体期、妊娠早期、围绝经期。

（5）影像学检查（胸片、MRI、CT、腹部B超、妇科B超、输卵管造影等）。

（6）生殖道细胞学检查（包括阴道涂片、宫颈刮片、TCT检查）。

（7）输卵管通畅检查。

（8）妇科肿瘤标志物检查。

（9）熟悉妇科专科诊疗技术，包括：诊断性刮宫术、后穹窿穿刺术、输卵管通液术、阴道镜检查、宫腔镜检查、腹腔镜检查等。

（五）妇科专科常用方剂、中西药物培训

1. 掌握至少 50 首妇科专科常用方剂（见附表 1）的组成、正确煎服法、功用主治及证治要点，熟悉其方义及常用加减法，了解其来源及现代应用。

2. 掌握 100 种以上妇科专科常用中药饮片（见附表 2）的基源、药用部位、来源产地、鉴别要点、产地处理、炮制加工、性味归经、功效主治、用法用量及临床合理选用、药物使用注意和不良反应等，掌握妊娠忌服药物品种。

3. 掌握 50 种以上妇科专科常用西药（见附表 3）的作用机制、药效学、药代动力学、适应证、常用剂量和给药方法、不良反应、禁忌证、药物相互作用、临床评价、有关药品的"专家共识"等知识与技能。

4. 掌握 50 种以上妇科专科常用中成药（见附表 4）的功效主治、不良反应及合理运用，了解其使用注意事项。

5. 掌握 15 种以上重点监护药物品种（见附表 5），包括毒性中药、中药注射剂、不良反应发生率高的药品、特殊人群禁忌品种等的监护要点、中毒指标、临床表现、中毒剂量及评价和救治方法，并能制订相应的监护计划，协助医生优化治疗方案。

6. 妇科专科感染类疾病也较多，故要求掌握《抗菌药物临床应用指导原则》中抗感染药物各论部分的内容及妇科专科相关疾病的指南推荐用药。

7. 熟悉妇科专科常见的药物相互作用。

附表 1 推荐学习方剂

类别	方剂
补肾滋肾	大补元煎、固阴煎、左归丸、左归饮、六味地黄丸、补肾地黄丸、金匮肾气丸、右归丸、杞菊地黄丸、四神丸、健固汤、温胞饮、安冲汤、寿胎丸
疏肝养肝	加味乌药汤、八物汤、丹栀逍遥散、清肝止淋汤、逍遥散、开郁种玉汤、调肝汤、定经汤、当归芍药散、四物汤、一贯煎、三甲复脉汤、羚角钩藤汤
健脾和胃	香砂六君子汤、补中益气汤、举元煎、当归建中汤、归脾汤、参苓白术散、健固汤、全生白术散、苍附导痰丸、理中汤、半夏茯苓汤、麻子仁丸、金铃子散
补益剂	八珍汤、人参养荣汤、泰山磐石散
理血剂	失笑散、生化汤、桂枝茯苓丸、少腹逐瘀汤、膈下逐瘀汤、血府逐瘀汤、艾附暖宫丸

续表

类别	方剂
解表剂	麻黄汤、桂枝汤、银翘散、桑菊饮
泻下剂	大黄牡丹汤
清热剂	白虎汤、五味消毒饮、龙胆泻肝汤、玉女煎、仙方活命饮、两地汤
安神剂	安神定志丸、天王补心丹、酸枣仁汤、朱砂安神丸、甘麦大枣汤
祛湿剂	止带方、完带汤、四妙丸、真武汤、五苓散

附表2 推荐学习中药饮片

类别	中药饮片
解表药	桂枝、升麻、柴胡、荆芥穗
清热药	石膏、知母、栀子、黄芩、黄连、黄柏、天花粉、赤芍、牡丹皮、生地黄、玄参、金银花、连翘、蒲公英、紫花地丁、败酱草、鱼腥草、土茯苓、水牛角
泻下药	大黄、芒硝、胡麻仁
化湿药	砂仁、豆蔻、藿香、苍术
利水渗湿药	茯苓、猪苓、泽泻、薏苡仁、车前子、大腹皮、茵陈、木通
温里药	丁香、炮姜、吴茱萸、附子、肉桂、茴香
理气药	木香、乌药、枳壳、陈皮、川楝子、荔枝核、沉香
止血药	艾叶、棕榈炭、仙鹤草、血余炭、藕节、艾叶炭、炮姜炭、炒地榆、贯众炭、黄柏炭、焦栀子、侧柏叶、苎麻根、三七、茜草、炒蒲黄、丹皮炭
活血药	丹参、红花、桃仁、益母草、川芎、川牛膝、王不留行、五灵脂、蒲黄、泽兰、山楂、三棱、莪术、延胡索、土鳖虫、水蛭、虻虫、穿山甲
补益药	人参、党参、黄芪、白术、山药、阿胶、龙眼肉、山茱萸、枸杞子、石斛、麦冬、淫羊藿、补骨脂、巴戟天、仙茅、熟地黄、白芍、当归、鳖甲、鹿角霜
化痰止咳药	竹茹、枳实、厚朴、半夏、苏子、海藻、昆布
安神药	龙骨、磁石、琥珀
平肝息风药	石决明、珍珠母、牡蛎、代赭石
收涩药	麻黄根、浮小麦、乌贼骨、芡实

附表3 推荐学习西药

类别	西药名称
激素类药	注射用绒促性素、地屈孕酮、左甲状腺素、雌三醇、亮丙瑞林、甲羟孕酮、黄体酮、醋酸炔诺酮、左炔诺孕酮、去氧孕烯炔雌醇（妈富隆）、雌二醇片/雌二醇地屈孕酮（芬吗通）、戊酸雌二醇片（补佳乐）、左炔诺孕酮宫内节育系统（曼月乐环）、泼尼松

类别	西药名称
抗菌药	青霉素、阿莫西林、头孢呋辛、头孢美唑、头孢曲松、头孢克肟、头孢噻肟、左氧氟沙星、阿奇霉素、红霉素、土霉素、克林霉素、头孢哌酮钠舒巴坦钠、哌拉西林钠他唑巴坦钠、氨曲南、万古霉素、亚胺培南西司他丁、甲硝唑、替硝唑、奥硝唑、硝酸咪康唑、盐酸特比萘芬、硝呋太尔
抗肿瘤药	紫杉醇、环磷酰胺、顺铂、卡铂、5-氟尿嘧啶、放线菌素 D、亚叶酸钙
非甾体抗炎药	阿司匹林、吲哚美辛、布洛芬
抗凝药	低分子肝素
免疫抑制剂	免疫球蛋白
维生素类	维生素 E、叶酸、维生素 B_6、维生素 B_1
其他	硫酸镁、缩宫素

附表 4　推荐学习中成药

类别	中成药名称
月经病	四物片、妇科调经片、五加生化胶囊、八珍益母胶囊、乌鸡白凤丸、安坤颗粒、安坤赞育丸、定坤丹、女金片、妇科十味片、七制香附丸、得生胶囊、调经活血片、复方益母胶囊、坤宁口服液、大黄䗪虫胶囊、妇女痛经颗粒、经舒颗粒、益母草膏、丹莪妇康煎膏、丹黄祛瘀片、坤复康片、散结镇痛胶囊、舒尔经颗粒、少腹逐瘀颗粒、田七痛经胶囊、痛经宝颗粒、艾附暖宫丸、断血流颗粒、葆宫止血颗粒、宫血宁胶囊、固经丸、止痛化癥胶囊
带下病	妇科千金片、白带丸、妇乐片、妇炎舒片、妇炎消胶囊、宫炎平片、花红颗粒、金刚藤口服液、金鸡片、康妇炎胶囊、抗宫炎颗粒、盆炎净胶囊、千金止带丸
妊娠病	孕康颗粒、滋肾育胎丸
产后病	补血益母颗粒、生化丸、新生化颗粒、安宫止血丸、茜芷片、产复康颗粒
杂病	更年安丸、坤泰胶囊、女珍颗粒、乳癖消颗粒、宫瘤宁胶囊、乳核散结胶囊、乳康片、乳块消颗粒、乳宁丸、乳癖散结颗粒、乳增宁胶囊、消乳散结胶囊、岩鹿乳康胶囊、桂枝茯苓丸、宫瘤清片、宫瘤消胶囊

附表 5　推荐重点监护品种

西药品种	紫杉醇、环磷酰胺、顺铂、卡铂、5-氟尿嘧啶、放线菌素 D、低分子肝素
中药饮片	附子、乌头、天南星、半夏、吴茱萸、牵牛子、三棱、莪术、麻黄、丹参、冰片
中成药	丹红注射液、注射用红花黄色素、参芪扶正注射液、红花注射液

（六）学会中西医结合教学药历的书写，具有一定的口头和书面表达能力。

（七）具有与患者、医师及护士交流沟通的能力；了解妇科患者的心理特点，掌握良好的沟通技巧，能够注意保护患者隐私，取得患者信任，与患者建立良好的沟通，认真耐心回答患者疑问。

（八）具有文献检索与分析能力，能够为医师、护士提供中西药物信息材料，并开展相应的药物宣讲活动；能够为患者提供适宜的用药指导。

（九）具有为接受中西药联合复杂药物治疗的患者提供药学服务的基本能力。

（十）掌握临方炮制及临方制剂的相关知识，能够接受相关临床科室的中药个体化服务会诊，独立完成中药特殊服务的会诊建议，协助科室完成个体化治疗。

（十一）具备今后可持续开展妇科专科中药临床药学工作的能力。

编写单位：山西省中医院（组长单位）、杭州市中医院

儿科专业培训大纲

一、培训目标

通过培训，使学员树立中药临床药学思维，掌握儿科专科中药临床药师应具备的基本知识与技能，具备今后可持续开展儿科专科中药临床药学工作的能力。

二、科室轮转与时间安排

轮转科室	时间	培训内容
药学部相关部门（如门诊/住院药房、咨询室、制剂室、煎药室等）	6~8周	儿科专科常用药物梳理总结，掌握儿科专科常用西药和中成药；处方/医嘱审核等。中药饮片处方/医嘱审核；常用中药饮片鉴别、炮制、品种学习；饮片质量验收注意事项；中药饮片煎煮方法；用药咨询等
相关医技辅助科室实践（如检验科、影像科等）	1~2周	各基地根据实际情况安排（或不安排）
临床药物治疗实践（病区和门诊）	38~40周	①参加儿科专科病区住院患者的初诊查房、日常监护查房和出院教育；②撰写查房记录、教学药历、典型病例分析、会诊或病例讨论记录、用药咨询记录、药品不良反应监测报告、文献阅读报告、用药教育记录等文书；③跟随副主任医师及以上职称的专家出诊，一般一周1~2次，抄方学习，由临床相关带教老师在诊间教授中医辨证用药技能

轮转科室	时间	培训内容
结业考核	1周	完成理论考试;完成中药饮片鉴别能力考核、学员沟通和接诊能力面试考核、案例考核。安排专家担任评委,对每位学员进行考评

注:各培训基地可根据情况适当调整,酌情安排。

三、培训内容与要求

(一)儿科专科疾病的中医学基础知识

1. 掌握儿童的生理、病理知识。

2. 熟悉儿科专科疾病的病证范围、病因病机、发展规律、证候分类、主要证型、辨证要点。

3. 熟悉常见儿科专科疾病的中医诊疗过程。

(二)儿科专科疾病的现代医学基础知识

1. 了解儿童的解剖生理、生长发育特点。

2. 了解儿科常见疾病病因、发病机制、病理解剖和病理生理。

3. 了解儿科常见疾病的临床诊疗过程。

(三)儿科专科现代临床技能培训

1. 掌握下列常见症状在儿科专科疾病诊疗中的临床意义。

(1)发热。

(2)咳嗽、喘息。

(3)黄疸。

(4)水肿。

(5)呕吐、腹泻。

(6)抽搐。

(7)腹痛。

(8)皮疹。

2. 熟悉以下检验或检查项目的意义,对结果具有初步的分析和应用能力。

(1)血液、大小便常规检查。

(2)血液生化检查。

(3)凝血功能,肝、肾功能。

(4)PCT、CRP、IL-6、ESR 等感染相关检测。

(5)心肌损伤标志物检测。

(6)脑脊液生化与常规。

（7）血气分析。

（8）微生物检查与药敏。

（9）影像学检查。

（四）儿科专科常见病、多发病、危重病培训

1. 在以下所列病种中选择至少 5 种作为指定学习病种（其中 1~3 必选），掌握指定学习病种的临床表现、中西医病因病机、中西药治疗原则及相关治疗指南。

（1）肺炎喘嗽（如肺炎、新生儿肺炎）。

（2）泄泻（如小儿腹泻病）。

（3）哮喘（如支气管哮喘）。

（4）小儿水肿（如肾病综合征）。

（5）紫癜（如过敏性紫癜、特发性血小板减少性紫癜）。

（6）咳嗽（如各种上呼吸道感染、肺炎所致咳嗽）。

（7）惊风（如小儿癫痫）。

（8）感染性疾病（如颅内感染、败血症含新生儿败血症、感染性休克）。

2. 了解以下危重症的中西医诊断要点、抢救措施。

（1）暴喘（如急性呼吸衰竭）。

（2）急惊风（如高热惊厥）。

（3）厥心痛（如感染性休克）。

（4）厥逆（如心力衰竭）。

（五）儿科专科常用方剂、中西药物培训

1. 掌握至少 50 首常用方剂（见附表 1）的组成、正确煎服法、功用主治及证治要点，熟悉其方义及常用加减法，了解其来源及现代应用。

2. 掌握 100 种以上儿科专科常用中药饮片（见附表 2）的基源、药用部位、来源产地、鉴别要点、产地加工、炮制、性味归经、功效主治、用法用量及临床合理选用、药物使用注意和不良反应等。

3. 掌握 50 种以上儿科专科常用西药（见附表 3）的作用机制、药效学、药代动力学、适应证、常用剂量和给药方法、不良反应、禁忌证、药物相互作用、临床评价、有关药品的"专家共识"等知识与技能。

4. 掌握 35 种以上儿科专科常用中成药（见附表 4）的功效主治、不良反应及合理运用，了解其使用注意事项。

5. 掌握 15 种重点监护药物品种（见附表 5），包括毒性中药、中药注射剂、不良反应发生率高的药品、特殊人群禁忌品种等的监护要点、中毒指标、临床表现、中毒剂量及评价和救治方法，并能制订相应的监护计划，协助医生优化治疗方案。

6. 熟悉儿科专科常见的药物相互作用。

附表 1　推荐学习方剂

类别	方剂
解表剂	麻黄汤、桂枝汤、麻杏石甘汤、葛根汤、小青龙汤、银翘散、桑菊饮、葛根芩连汤、射干麻黄汤、麻黄细辛附子汤、荆防败毒散
清热剂	白虎汤、导赤散、青蒿鳖甲汤、犀角地黄汤、新加香薷饮、茵陈蒿汤、泻白散
补益剂	玉屏风散、六味地黄丸、金匮肾气丸、归脾汤、人参五味子汤、六君子汤、清暑益气汤、七味白术散、八珍汤、生脉散、补中益气汤、炙甘草汤、参苓白术散
温理剂	小建中汤、理中丸
理气剂	定喘汤、苏子降气汤
祛湿剂	藿香正气散、三仁汤、甘露消毒丹、真武汤
祛痰剂	三子养亲汤、二陈汤、葶苈大枣泻肺汤、清金化痰汤、温胆汤、止嗽散
治燥剂	杏苏散、麦门冬汤
固涩剂	缩泉丸
消食剂	保和丸

附表 2　推荐学习中药饮片

类别	中药饮片
解表药	麻黄、桂枝、细辛、葛根、桑叶、菊花、牛蒡子、薄荷、荆芥、紫苏、辛夷、柴胡、升麻、防风、蝉蜕、白芷
清热药	金银花、连翘、蒲公英、鱼腥草、大青叶、板蓝根、淡竹叶、栀子、黄芩、黄连、黄柏、赤芍、牡丹皮、地骨皮、青蒿、石膏、知母、芦根、夏枯草
泻下药	大黄
芳香化湿药	砂仁、厚朴、广藿香、苍术
利水渗湿药	茯苓、薏苡仁、泽泻、茵陈蒿、白扁豆
温里药	干姜、附子
理气药	陈皮、枳壳、乌药、木香
消食药	麦芽、山楂、莱菔子、鸡内金
驱虫药	槟榔、使君子
活血药	川芎、延胡索
补益药	黄芪、党参、人参、山药、麦冬、甘草、白芍、熟地黄、当归、白术、益智仁、枸杞子、山茱萸、沙参、玉竹

类别	中药饮片
化痰止咳平喘药	前胡、竹茹、半夏、川贝母、浙贝母、款冬花、枇杷叶、百部、瓜蒌、芥子、紫苏子、桑白皮、紫菀、桔梗、苦杏仁、葶苈子、白前、白果、大腹皮、车前子
安神药	牡蛎
开窍药	石菖蒲
平肝息风药	羚羊角、僵蚕
收涩药	乌梅、五味子

附表 3　推荐学习西药

类别	西药名称
退热药	对乙酰氨基酚、布洛芬
白三烯受体拮抗剂	孟鲁司特
舒张支气管药	复方异丙托溴铵、沙丁胺醇、特布他林、氨茶碱、丙卡特罗
抗病毒药	单磷酸阿糖腺苷、阿昔洛韦、利巴韦林
抗菌药	青霉素类、头孢菌素类、碳青霉烯类、大环内酯类、糖肽类、抗真菌类药物
止咳祛痰药	复方福尔可定、氨溴索（溴己新）、羧甲司坦
镇静催眠药	苯巴比妥、地西泮
糖皮质激素类	甲泼尼龙、地塞米松、布地奈德、倍氯米松、泼尼松
微生态制剂	布拉氏酵母菌散剂、双歧杆菌四联活菌片剂
缓泻药	蒙脱石散、口服补液盐
抗血小板药	双嘧达莫、阿司匹林
抗过敏药	酮替芬、西替利嗪、氯雷他定、氯苯那敏
血液制品类	人免疫球蛋白、人血白蛋白
胃肠动力药	多潘立酮
营养药	复方氨基酸 (19AA-1)、维生素补剂、补钙剂
抑酸药	西咪替丁、奥美拉唑
缺铁性贫血药	硫酸亚铁
免疫抑制剂	环磷酰胺、环孢素
解痉药物	山莨菪碱

附表4 推荐学习中成药(35种)

类别	中成药名称
解表剂	小儿解表颗粒、小儿风热清口服液、小儿清感灵片、香苏正胃丸、霍香正气丸、小柴胡颗粒、抗病毒口服液
清热剂	小儿咽扁颗粒、小儿清热宁颗粒、小儿豉翘清热颗粒、四季抗病毒合剂、蒲地蓝口服液
开窍剂	安宫牛黄丸
祛暑剂	霍香正气口服液
止泻剂	泻定胶囊、小儿泻痢片
理气剂	四磨汤口服液
消导剂	疳积散、一捻金、健儿消食口服液、保赤散、健胃消食颗粒
补益剂	健脾生血颗粒、玉屏风颗粒
止咳平喘剂	小儿喘咳灵颗粒、小儿消积止咳口服液、宝咳宁颗粒、小儿咳喘颗粒、小儿肺咳颗粒、蛇胆川贝液、小儿消积止咳口服液
补益剂	健脾康儿片、龙牡壮骨颗粒、八宝惊风散、小儿扶脾颗粒

附表5 推荐重点监护品种

西药品种	激素类药物、氯化钾注射液、人免疫球蛋白、抗菌药物、免疫抑制药物
中药饮片	细辛、麻黄、大黄、僵蚕、芥子、附子、苦杏仁、使君子、苍术、葶苈子
中成药	痰热清注射液、热毒宁注射液、生脉注射液、清开灵注射液、柴胡注射液、喜炎平注射液、喘可治注射液

(六)学会中西医结合教学药历的书写,具有一定的口头和书面表达能力。

(七)具有与患者、医师及护士交流沟通的能力;具有文献检索与分析能力,能够为医师、护士提供中西药物信息材料,并开展相应的药物宣讲活动;能够为患者提供适宜的用药指导。

(八)能够参与住院患者常见儿科专科疾病的会诊,具有为接受中西药联合复杂药物治疗的患者提供药学服务的基本能力。

(九)掌握临方炮制及临方制剂的相关知识,能够接受相关临床科室的中药个体化服务会诊,独立完成中药特殊服务的会诊建议,协助科室完成个体化治疗。

(十)具备今后可持续开展儿科专科中药临床药学工作的能力。

编写单位:湖南中医药大学第一附属医院(组长单位)、首都医科大学附属北京儿童医院、厦门市中医院、黑龙江中医药大学附属第一医院、成都中医药大学附属医院(排名不分前后)。

老年病专业培训大纲

一、培训目标

通过培训,使学员树立中药临床药学思维,掌握老年病专科中药临床药师应具备的基本知识与技能,具备今后可持续开展老年病专科中药临床药学工作的能力。

二、科室轮转与时间安排

轮转科室	时间	培训内容
药学部相关部门(如门诊/住院药房、咨询室、制剂室、煎药室等)	6~8周	老年病专科常用药物梳理总结,掌握老年病专科常用西药和中成药;处方/医嘱审核等。中药饮片处方/医嘱审核;常用中药饮片鉴别、炮制、品种学习;饮片质量验收注意事项;中药饮片煎煮方法;用药咨询等
相关医技辅助科室实践(检验科、放射科等)	1~2周	根据实际情况安排
临床药物治疗实践(病区和门诊)	38~40周	①参加老年病专科病区住院患者的初诊查房、日常监护查房和出院教育;②撰写查房记录、教学药历、典型病例分析、会诊或病例讨论记录、用药咨询记录、药品不良反应监测报告、文献阅读报告、用药教育记录等文书;③跟随副主任医师及以上职称的专家出诊,一般一周1~2次,抄方学习,由临床相关带教老师在诊间教授中医辨证用药技能
结业考核	1周	完成理论考试;完成中药饮片鉴别能力考核、学员沟通和接诊能力面试考核、案例考核。安排专家担任评委,对每位学员进行考评

注:各培训基地可根据情况适当调整,酌情安排。

三、培训内容与要求

(一)老年病专科疾病的中医学基础知识

1. 掌握脏腑理论中有关心、肺、肾的生理和病理知识。

2. 熟悉老年病专科疾病的病证范围、病因病机、发展规律、证候分类、主要证型、辨证要点。

3. 熟悉常见老年病专科疾病的中医诊疗过程。

(二)老年病专科疾病的现代医学基础知识

1. 了解老年人解剖生理、心理特点,老年人抗菌药物的合理使用。

2. 了解老年病专科常见疾病病因、发病机制、病理解剖和病理生理。

3. 了解老年病专科常见疾病的临床诊疗过程。

（三）老年病专科现代临床技能培训

1. 掌握下列常见症状在老年疾病诊疗中的临床意义。

（1）头晕、头痛。

（2）心悸、气短。

（3）胸痛或胸部不适。

（4）咳嗽、咯痰。

（5）水肿。

（6）晕厥。

（7）睡眠障碍。

（8）情绪行为改变。

（9）乏力,食欲差,泄泻。

2. 熟悉以下检验或检查项目的意义,对结果具有初步的分析和应用能力。

（1）动态血糖监测。

（2）心电图、动态心电图。

（3）动态血压。

（4）影像学检查：X 线、CT、MRI、B 超等。

（5）血 B 型尿钠肽前体。

（6）血常规、尿常规。

（7）肾功能、肝功能。

（8）血脂四项。

（9）C- 反应蛋白。

（10）类风湿因子。

（11）骨密度检测。

（12）心血管造影。

（13）凝血功能测定指标。

（14）甲状腺激素检测。

（15）电解质。

（四）老年病专科常见病、多发病、危重病培训

1. 在以下所列病种中选择至少 5 种作为指定学习病种,掌握指定学习病种的临床表现、中西医病因病机、中西药治疗原则及相关治疗指南。

（1）眩晕（如高血压）。

（2）心悸（如心房颤动）。

（3）咳嗽（如老年性慢性支气管炎）。

（4）消渴（如糖尿病）。

（5）胸痹（如冠状动脉粥样硬化性心脏病、肺动脉栓塞）。

（6）喘证（如哮喘、喘息性支气管炎、肺动脉高压）。

（7）不寐（如神经官能症、焦虑）。

（8）水肿（如各种心脏病导致的心力衰竭、老年性水肿、营养不良性水肿）。

（9）中风（如动脉粥样硬化性血栓性脑梗死、心源性脑栓塞）。

（10）心衰病（如慢性心力衰竭）。

2. 了解以下危重症的中西医诊断要点、抢救措施。

（1）真心痛（如急性心肌梗死）。

（2）喘脱（如急性左心衰竭）。

（3）厥心痛（如不稳定型心绞痛）。

（4）厥逆（如心源性休克、老年休克）。

（五）老年病专科常用方剂、中西药物培训

1. 掌握至少50首常用方剂（见附表1）的组成、正确煎服法、功用主治及证治要点，熟悉其方义及常用加减法，了解其来源及现代应用。

2. 掌握100种以上老年病专科常用中药饮片（见附表2）的基源、药用部位、来源产地、鉴别要点、产地处理、炮制加工、性味归经、功效主治、用法用量及临床合理选用、药物使用注意和不良反应等。

3. 掌握50种以上老年病专科常用西药（见附表3）的作用机制、药效学、药代动力学、适应证、常用剂量和给药方法、不良反应、禁忌证、药物相互作用、临床评价、有关药品的"专家共识"等知识与技能。

4. 掌握50种以上老年病专科常用中成药（见附表4）的功效主治、不良反应及合理运用，了解其使用注意事项。

5. 掌握15种重点监护药物品种（见附表5），包括毒性中药、中药注射剂、不良反应发生率高的药品、特殊人群禁忌品种等的监护要点、中毒指标、临床表现、中毒剂量及评价和救治方法，并能制订相应的监护计划，协助医生优化治疗方案。

6. 熟悉老年病专科常见的药物相互作用。

附表1　推荐学习方剂

类别	方剂
解表剂	麻黄汤、桂枝汤、银翘散、桑菊饮、参苏饮
泻下剂	大承气汤、麻子仁丸、十枣汤
和解剂	小柴胡汤、四逆散、逍遥散、半夏泻心汤

类别	方剂
温里剂	理中丸、参附汤、四逆汤、小建中汤
补益剂	四君子汤、参苓白术散、补中益气汤、人参养荣汤、玉屏风散、四物汤、归脾汤、当归补血汤、炙甘草汤、左归饮、右归饮、一贯煎、桂枝甘草龙骨牡蛎汤、降糖活血方、桂附地黄汤、六味地黄汤、生脉饮、六君子汤
安神剂	安神定志丸、天王补心丹、酸枣仁汤、朱砂安神丸
理气剂	柴胡疏肝散、瓜蒌薤白半夏汤、半夏厚朴汤、定喘汤、枳实薤白桂枝汤、葶苈大枣泻肺汤
理血剂	血府逐瘀汤、补阳还五汤、复元活血汤、十灰散
治风剂	天麻钩藤饮、镇肝熄风汤
祛湿剂	藿香正气散、二妙散、五苓散、防己黄芪汤、五皮饮、苓桂术甘汤、羌活胜湿汤、真武汤
祛痰剂	温胆汤、二陈汤、半夏白术天麻汤、贝母瓜蒌散、清气化痰丸、茯苓丸
清热剂	竹叶石膏汤、清营汤、黄连解毒汤、左金丸、玉女煎、导赤散

附表2 推荐学习中药饮片

类别	中药饮片
解表药	麻黄、桂枝、防风、荆芥、柴胡、白芷、薄荷、升麻
清热药	石膏、知母、决明子、夏枯草、黄芩、黄连、黄柏、金银花、连翘、生地黄、牡丹皮、玄参、苦参、栀子、赤芍、大青叶、板蓝根、鱼腥草、马齿苋、白头翁、天花粉、穿心莲
泻下药	大黄、番泻叶
祛风湿药	羌活、独活、五加皮、桑寄生
化湿药	藿香、佩兰、苍术、砂仁
利水渗湿药	茯苓、车前子、泽泻、猪苓、虎杖、薏苡仁
温里药	附子、干姜、肉桂、吴茱萸、荜茇、荜澄茄
理气药	陈皮、青皮、木香、沉香、香附、枳壳、川楝子
消食药	山楂、神曲、麦芽、鸡内金
止血药	三七、蒲黄、白茅根、白及、艾叶、仙鹤草
活血药	延胡索、川芎、郁金、红花、丹参、川牛膝、怀牛膝、莪术、益母草、泽兰、姜黄
补益药	人参、太子参、党参、西洋参、白术、黄芪、百合、北沙参、麦冬、石斛、黄精、鳖甲、何首乌、当归、山药、白芍、菟丝子、甘草、女贞子、枸杞、续断、杜仲、鹿茸、肉苁蓉、补骨脂、冬虫夏草、玉竹、蜂蜜

类别	中药饮片
化痰止咳药	浙贝母、川贝母、半夏、陈皮、瓜蒌、桔梗、旋覆花、桑白皮、枇杷叶、昆布、苦杏仁、葶苈子
安神药	酸枣仁、龙骨、琥珀、合欢皮、石菖蒲、远志
平肝息风药	僵蚕、天麻、蜈蚣、全蝎、地龙、钩藤、珍珠、牡蛎
收涩药	五味子、山茱萸、金樱子

附表3 推荐学习西药

类别	西药名称
血管紧张素转化酶抑制剂（ACEI类）	培哚普利、贝那普利、福辛普利、卡托普利
血管紧张素Ⅱ受体阻滞剂（ARB类）	厄贝沙坦、氯沙坦、缬沙坦、奥美沙坦
钙通道阻滞剂（CCB类）	氨氯地平、左旋氨氯地平、非洛地平、硝苯地平、尼莫地平、维拉帕米、地尔硫䓬
β受体拮抗剂	美托洛尔、比索洛尔、普萘洛尔、卡维地洛
利尿药	呋塞米、托拉塞米、氢氯噻嗪、螺内酯
抗心律失常药	胺碘酮、美西律、普罗帕酮
洋地黄制剂	地高辛、去乙酰毛花苷
非强心苷类正性肌力药	多巴胺、多巴酚丁胺、米力农
他汀类	阿托伐他汀、瑞舒伐他汀、辛伐他汀、普伐他汀、氟伐他汀
贝特类	非诺贝特
胆固醇吸收抑制剂	依折麦布
硝酸酯类	硝酸甘油、单硝酸异山梨酯
血管扩张药	硝普钠
心肌代谢药	曲美他嗪
血小板抑制剂	阿司匹林、氯吡格雷、替格瑞洛、替罗非班
抗凝剂	华法林、低分子肝素、肝素、利伐沙班、达比加群
溶栓剂	阿替普酶
升压药	阿托品、异丙肾上腺素
β受体激动剂	沙丁胺醇、沙美特罗、特布他林、丙卡特罗
M胆碱受体拮抗剂	噻托溴铵、异丙托溴铵
吸入性糖皮质激素	氟替卡松、布地奈德

类别	西药名称
糖皮质激素	氢化可的松、地塞米松、甲泼尼龙、泼尼松
磷酸二酯酶抑制剂	氨茶碱、多索茶碱
影响白三烯的平喘药	孟鲁司特、曲尼司特
中枢性镇咳药	可待因、右美沙芬
祛痰药	溴己新、氨溴索、乙酰半胱氨酸
磺酰脲类胰岛素分泌促进剂	格列齐特、格列本脲、格列喹酮、格列美脲
非磺酰脲类胰岛素分泌促进剂	瑞格列奈
胰岛素增敏剂	二甲双胍、罗格列酮
α- 葡糖苷酶抑制药	阿卡波糖
胰高血糖素样肽 -1 受体激动剂	利拉鲁肽
二肽基肽酶 -4 抑制剂	阿格列汀
胰岛素类	胰岛素、门冬胰岛素、精蛋白锌胰岛素、甘精胰岛素、赖脯胰岛素
镇静催眠药	地西泮、阿普唑仑、艾司唑仑、唑吡坦、佐匹克隆

附表 4　推荐学习中成药

类别	中成药名称
解表剂	通宣理肺丸、感冒清热颗粒、银翘解毒丸、百蕊颗粒、感冒疏风丸、感冒消炎片、连花清瘟颗粒
泻下剂	便通胶囊、芪蓉润肠口服液、麻仁软胶囊
清热剂	喉咽清口服液、龙胆泻肝丸、四妙丸、牛黄解毒丸（片）、西黄丸、清开灵胶囊
开窍剂	安宫牛黄丸
温里剂	参附注射液、理中丸、附子理中丸
化痰止咳平喘药	急支糖浆、金荞麦片、金嗓利咽胶囊、强力枇杷胶囊（露）、止咳丸
补益剂	津力达颗粒、补心气口服液、参麦注射液、生脉注射液、生脉胶囊、生血宁片、十一味参芪片、芪参益气滴丸、金匮肾气丸、补肺活血胶囊、补中益气丸、参苓白术颗粒、骨疏康胶囊、骨松宝颗粒、杞菊地黄丸、糖脉康颗粒、天麻醒脑胶囊、通脉养心丸、乌灵胶囊、玉屏风胶囊（颗粒）、振源胶囊、知柏地黄丸、贞芪扶正胶囊（颗粒）、滋心阴口服液
安神剂	柏子养心丸、安神补脑液（片）、天王补心丸、复方枣仁胶囊、舒眠胶囊

类别	中成药名称
活血剂	稳心颗粒、益气复脉胶囊、麝香保心丸、苦碟子注射液、通心络胶囊、脑心通胶囊、脑安胶囊、丹灯通脑软胶囊、灯盏细辛颗粒、冠心丹参滴丸、复方地龙胶囊、复方血栓通胶囊、复方丹参片（滴丸）、银杏叶片（滴丸）、丹红注射液、舒血宁注射液、注射用血塞通、疏血通注射液、注射用灯盏花素、速效救心丸、通心络胶囊、血府逐瘀口服液、参松养心胶囊、参芍胶囊（片）、益心舒胶囊、丹七片、活血通脉片、心元胶囊、舒心降脂片、血塞通颗粒（软胶囊）
治风剂	松龄血脉康胶囊、复方罗布麻颗粒（片）、山绿茶降压片、牛黄降压丸（片、胶囊）、平眩胶囊、全天麻胶囊、头痛宁胶囊
外用剂	肛安栓、肤痔清软膏、麝香痔疮栓、鱼腥草滴眼液
其他	荷丹片、血脂康胶囊、绞股蓝总苷片、消渴丸、荆花胃康胶丸、祖师麻片

备注：熟悉培训基地医院老年病专科常用院内制剂。

附表5　推荐重点监护品种

西药品种	氨茶碱、多索茶碱、胺碘酮、氯化钾注射液、地高辛、华法林、低分子肝素、胰岛素
中药饮片	附子、天南星、半夏、吴茱萸、麻黄、丹参、冰片、大黄、葶苈子、制川乌、制草乌、八角枫、细辛
中成药	参附注射液、注射用炎琥宁、谷红注射液、参麦注射液、丹红注射液、舒血宁注射液、注射用血塞通、苦碟子注射液、参芪扶正注射液、丹参注射液、康艾注射液、痰热清注射液

（六）学会中西医结合教学药历的书写，具有一定的口头和书面表达能力。

（七）具有与患者、医师及护士交流沟通的能力；具有文献检索与分析能力，能够为医师、护士提供中西药物信息材料，并开展相应的药物宣讲活动；能够为患者提供适宜的用药指导。

（八）能够参与住院患者常见老年疾病的会诊，具有为接受中西药联合复杂药物治疗的患者提供药学服务的基本能力。

（九）掌握临方炮制及临方制剂的相关知识，能够接受相关临床科室的中药个体化服务会诊，独立完成中药特殊服务的会诊建议，协助科室完成个体化治疗。

（十）具备今后可持续开展老年病专科中药临床药学工作的能力。

编写单位：云南省中医医院

骨科专业培训大纲

一、培训目标

通过骨科专业的中药临床药师培训,使学员树立中药临床药学思维,掌握骨科专科中药临床药师应具备的基本知识与技能,具备可持续开展骨科专科中药临床药学工作的能力。

二、科室轮转与实践安排

轮转科室	时间	培训内容
药学部相关部门(如门诊/住院药房、咨询室、制剂室、煎药室等)	6~8周	骨科专科常用药物梳理总结,掌握骨科专科常用西药和常用中成药的学习;住院医嘱审核、处方点评。中药饮片处方审核;用中药饮片鉴别、炮制、品种学习(饮片鉴定的学习可贯穿在整个培训期间);骨科专科常用方剂整理学习;中药饮片煎煮;用药咨询
相关医技辅助科室实践(检验科、影像科、肌电图室等)	1~2周	各培训基地根据实际情况安排
临床药物治疗实践(病区和门诊)	38~40周	①参加骨科专科病区住院患者的初诊查房、日常监护查房和出院教育;②撰写查房记录、教学药历、典型病例分析、会诊或病例讨论记录、用药咨询记录、药品不良反应监测报告、文献阅读报告、用药教育记录等文书;③跟随副主任医师及以上职称的专家出诊,一般一周1~2次,抄方学习,由临床相关带教老师在诊间教授中医辨证用药技能
结业考核	1周	完成理论考试;完成中药饮片鉴别能力考核、学员沟通和接诊能力面试考核、案例考核。安排专家担任评委,对每位学员进行考评

注:各培训基地可根据情况适当调整,酌情安排。

三、培训内容与要求

(一)综合素质培训

1. 掌握相关管理文件:《药品管理法》《处方管理办法》《医疗机构药事管理规定》《医院处方点评管理规范(试行)》《麻醉药品和精神药品管理条例》《医疗用毒性药品管理办法》《药品不良反应报告和监测管理办法》《中华人民共和国药典》(现行版)、《中药注射剂临床使用基本原则》《中成药临床应用指导原则》《中华人民共和国中医药法》《中药饮片处方点评实施细则》《抗菌药物临床应用指导原则》等药事法规或规范性文件的相关内容。

2. 通过职业道德和法律法规知识教育,受训者应具有职业责任感、法律意识,能自觉规范自身职业行为,尊重患者并维护其合理用药权益。

(二)学习骨科专科常见病种的中医学基础知识

1. 掌握骨伤三期用药原则和方案。

2. 掌握伴有基础疾病的骨伤用药原则和方案。

3. 熟悉一般骨疽、痹证用药原则和方案。

4. 熟悉骨伤保守治疗用药特色与方案制订。

5. 熟悉骨伤非保守治疗用药方案及预防性使用抗菌药物原则。

(三)学习常见病种的现代医学基础知识

1. 了解常见骨伤的解剖生理特点。

2. 了解理化指标、影像等资料在骨伤疾病中的诊断意义。

3. 了解常见骨伤、骨病的临床诊疗过程。

4. 了解常见骨伤、骨病的中西医治疗方法和手段。

(四)学习常见骨伤病种的现代临床技能培训

1. 掌握常见症状在骨疾病诊疗中的临床意义。

(1)疼痛。

(2)肿胀。

(3)皮肤破损。

(4)骨折。

(5)筋伤。

(6)麻木。

(7)出血。

(8)休克。

(9)意识模糊。

(10)局部发热。

(11)胸闷。

(12)口舌㖞斜。

(13)言语謇涩或不语。

(14)无力。

(15)不能站立或行走。

(16)屈伸不利。

(17)活动受阻。

2. 熟悉常见骨科专科相关检验或检查项目的意义,对结果具有初步的分析和应用能力。

（1）影像学检查：DR、CT、超声检查、血管造影（DSA）或 CT 血管成像（CTA）、核磁共振、多普勒彩超、骨密度检查、红外成像。

（2）实验室检查：凝血功能测定指标、心肌损伤标志物检测、血同型半胱氨酸、血常规、尿常规、尿蛋白定量、尿微量白蛋白、甲状腺功能检查、血流变、血脂 5 项、肝功能、肾功能、血气分析检查、微生物培养、血糖测定和口服葡萄糖耐量试验、糖化血红蛋白、电解质、D- 二聚体、便常规 + 潜血、关节液常规、降钙素原、C- 反应蛋白、抗链球菌溶血素 O。

（3）心电图。

（4）动态血压。

（5）肺功能检查。

（五）骨科专科常见病、多发病培训

要求选择下列不少于 5 种病种作为学习病种,掌握其辨证施治理论、药物遴选原则,中西药联合应用注意事项及相关合理使用知识。

（1）常见骨折。

（2）软组织损伤。

（3）骨痈疽。

（4）流注。

（5）骨肿瘤。

（6）骨痨。

（7）骨瘘。

（8）腰椎间盘突出症。

（9）类风湿性关节炎。

（10）强直性脊柱炎。

（11）痛风性关节炎。

（12）骨关节炎。

（13）骨痹。

（14）踇外翻。

（15）眩晕。

（16）消渴。

（六）骨科专科常用方剂、中西药物培训

1. 掌握至少 50 首常用方剂（见附表 1）的组成、正确煎服法、功用主治及证治要点,熟悉其方义及常用加减法,了解其来源及现代应用。

2. 掌握 100 种以上骨科专科常用中药饮片（见附表 2）的基源、药用部位、来源产地、鉴别要点、产地处理、炮制加工、性味归经、功效主治、用法用量及临床合理选用、药物使用注意和不良反应等。

3. 掌握 100 种以上骨科专科常用西药（见附表 3）的作用机制、药效学、药代动力学、适应证、常用剂量和给药方法、不良反应、禁忌证、药物相互作用、临床评价、有关药品的"专家共识"等知识与技能。

4. 掌握 50 种以上骨科专科常用中成药（见附表 4）的功效主治、不良反应及合理运用，了解其使用注意事项。

5. 掌握 15 种重点监护药物品种（见附表 5），包括毒性中药、中药注射剂、不良反应发生率高的药品、特殊人群禁忌品种等的监护要点、中毒指标、临床表现、中毒剂量及评价和救治方法，并能制订相应的监护计划，协助医生优化治疗方案。

6. 熟悉骨科专科常见的药物相互作用。

附表 1 推荐学习方剂

类别	方剂
清热剂	白虎汤、清营汤、黄连解毒汤、清瘟败毒散、普济消毒饮、仙方活命饮、五味消毒饮、四妙勇安汤、青蒿鳖甲汤
理血剂	桃红四物汤、桃核承气汤、抵当汤、温经汤、生化汤、血府逐瘀汤、复元活血汤、补阳还五汤、桂枝茯苓丸、大黄䗪虫丸、小蓟饮子
理气剂	越鞠丸、柴胡疏肝散、半夏厚朴汤、旋覆代赭汤
治风剂	川芎茶调散、大秦艽汤、小活络丹、羚角钩藤汤、天麻钩藤饮
祛湿剂	三仁汤、甘露消毒饮、当归拈痛汤、二妙散、苓桂术甘汤、羌活胜湿汤、独活寄生汤
祛痰剂	二陈汤、温胆汤、茯苓丸、苓甘五味姜辛汤、三子养亲汤
补益剂	四君子汤、参苓白术散、补中益气汤、生脉散、玉屏风散、四物汤、当归补血汤、归脾汤、八珍汤、炙甘草汤、六味地黄丸、一贯煎、肾气丸、地黄饮子
温里剂	理中丸、小建中汤、吴茱萸汤、当归四逆汤、黄芪桂枝五物汤、阳和汤
和解剂	小柴胡汤、四逆散、逍遥丸、半夏泻心汤
泻下剂	大承气汤、麻子仁丸、增液承气汤
解表剂	九味羌活汤、柴葛解肌汤、败毒散、参苏饮

附表 2 推荐学习中药饮片

类别	中药饮片
解表药	麻黄、桂枝、防风、荆芥、柴胡、白芷、薄荷、菊花、葛根
清热药	石膏、知母、天花粉、决明子、夏枯草、黄芩、黄连、黄柏、金银花、连翘、生地黄、牡丹皮、玄参、栀子、赤芍、淡竹叶、青蒿、地骨皮

类别	中药饮片
泻下药	大黄、火麻仁、芒硝
祛风湿药	羌活、独活、五加皮、桑寄生、秦艽、狗脊
化湿药	藿香、佩兰、苍术、砂仁、豆蔻
利水渗湿药	茯苓、车前子、泽泻、猪苓、虎杖、茯苓皮、薏苡仁
温里药	附子、干姜、肉桂、吴茱萸
理气药	陈皮、木香、沉香、香附、枳壳、枳实、厚朴、化橘红、川楝子、佛手
消食药	山楂、神曲、麦芽、鸡内金、莱菔子
止血药	三七、小蓟、槐花、白茅根、茜草、蒲黄、降香、炮姜
活血化瘀药	延胡索、川芎、郁金、红花、丹参、桃仁、川牛膝、怀牛膝、三棱、莪术、益母草、泽兰、姜黄、乳香、没药、鸡血藤、月季花、水蛭
补益药	人参、太子参、党参、西洋参、白术、黄芪、淫羊藿、墨旱莲、熟地黄、百合、北沙参、麦冬、石斛、黄精、鳖甲、何首乌、当归、山药、白芍、菟丝子、龟甲、天冬、甘草、女贞子、枸杞、续断、杜仲、巴戟天、肉苁蓉、胡芦巴、石斛、玉竹、阿胶
化痰止咳平喘药	浙贝母、川贝母、半夏、竹茹、天南星(胆南星)、橘红、瓜蒌、前胡、桔梗、旋覆花、桑白皮、枇杷叶、苦杏仁、葶苈子、百部、紫苏子、紫菀、款冬花、白果
安神药	酸枣仁、龙骨、牡蛎、首乌藤、合欢皮、石菖蒲、远志、朱砂
平肝息风药	僵蚕、天麻、蜈蚣、全蝎、地龙、钩藤、石决明、珍珠母、赭石
收涩药	五味子、山茱萸、乌梅

附表3 推荐学习西药

类别	名称
抗菌药	注射用青霉素钠、注射用苯唑西林钠、注射用哌拉西林钠、阿莫西林胶囊、注射用头孢唑林钠、注射用头孢呋辛钠、注射用头孢曲松钠、注射用头孢哌酮舒巴坦钠、注射用头孢吡肟钠、氨苄西林舒巴坦、阿莫西林克拉维酸钾、注射用亚胺培南西司他丁钠、注射用氨曲南、注射用拉氧头孢钠、注射用硫酸依替米星、四环素片、注射用替加环素、注射用阿奇霉素、注射用克林霉素磷酸酯、注射用左氧氟沙星、注射用盐酸万古霉素、注射用达托霉素、甲硝唑注射液、氟康唑注射液
非甾体抗炎药	双氯芬酸钠缓释胶囊、美洛昔康片、塞来昔布胶囊、吲哚美辛缓释胶囊
抗风湿药	甲氨蝶呤、硫酸羟氯喹片、艾拉莫德片、柳氮磺吡啶肠溶片、沙利度胺片
激素类	醋酸泼尼松片、地塞米松
生物制剂	注射用重组人Ⅱ型肿瘤坏死因子受体-抗体融合、阿达木单抗注射液、托珠单抗注射液

续表

类别	名称
抗骨质疏松药	骨化三醇软胶囊、利塞膦酸钠片、醋酸钙胶囊、鲑鱼降钙素注射液、唑来膦酸钠注射液
骨关节炎药	盐酸氨基葡萄糖、双醋瑞因
抗痛风药	秋水仙碱片、非布司他片、苯溴马隆片、别嘌醇片、丙磺舒
抗凝药	低分子肝素钙、利伐沙班片、尿激酶
降压药	氢氯噻嗪片、硝苯地平缓释片、厄贝沙坦片、马来酸依那普利片、酒石酸美托洛尔片、甲基多巴片
降糖药	格列齐特、二甲双胍、阿卡波糖、罗格列酮
其他	奥美拉唑、叶酸片、腺苷钴胺片、肠内营养乳剂

附表4 推荐学习中成药

类别	名称
解表药	小柴胡颗粒、风寒感冒颗粒、风热感冒颗粒
清热药	三妙丸、黄连素片、清开灵口服液、龙胆泻肝丸、甘露消毒饮
泻下药	麻仁丸
祛风湿疗痹痛药	木瓜丸、风痛灵、雷公藤片、白芍总苷胶囊、青藤碱、独活寄生丸、壮骨健肾丸、舒筋活血片、伤湿止痛膏、追风透骨丸、肿节风注射液
温里药	香附丸、理中丸、延胡止痛片
理血药	丹参片、活心丹、脑心舒、舒血宁片、强力脑心康、消栓再造丸、地奥心血康、三七总苷片、血塞通注射液、血栓通注射液、复方丹参注射液
跌打损伤药	七厘散、云南白药、伤科接骨片、接骨七厘片
祛风活络药	天麻丸、人参再造丸
安神药	朱砂安神丸、柏子养心丸
补益药	六味地黄丸、当归丸、八珍丸、右归丸、四君子丸、炙甘草合剂、补中益气丸
止泻剂	四神丸
急症用药	速效救心丸、生脉注射液、柴胡注射液、参附注射液

附表5 推荐重点监护品种

类别	名称
西药品种	胺碘酮、氯化钾注射液、地高辛、华法林、低分子肝素、甲氨蝶呤、沙利度胺、来氟米特、硫酸羟氯喹
中药饮片	附子、川乌、草乌、天南星、半夏、吴茱萸、麻黄、丹参、大黄、葶苈子、柴胡、决明子、川楝子、乳香、没药、水蛭、朱砂、蜈蚣、全蝎

中成药	参附注射液、参麦注射液、生脉注射液、丹红注射液、舒血宁注射液、疏血通注射液、丹参川芎嗪注射液、热毒宁注射液、醒脑静注射液、大株红景天注射液、注射用血栓通、注射用灯盏花素、银杏达莫注射液、血必净注射液、痰热清注射液、雷公藤多苷片

（七）沟通与交流技能培训

1. 学习开展药学信息咨询服务工作,能主动并及时了解医护人员在药物信息方面的需求,及时提出警示及建议。

2. 能够为护理人员提供药品配制、储存的知识等信息与咨询服务。

3. 正确评估患者用药依从性,关注患者的治疗需求,及时为患者提供适宜的用药指导。

（八）学会中西医结合教学药历的书写,具有一定的口头和书面表达能力。

（九）具有为接受中西药联合复杂药物治疗的患者提供药学服务的基本能力。

（十）掌握临方炮制及临方制剂的相关知识,能够接受相关临床科室的中药个体化服务会诊,独立完成中药特殊服务的会诊建议,协助科室完成个体化治疗。

编写单位:四川省骨科医院(组长单位)、江西中医药大学附属医院、甘肃省中医院(排名不分前后)

通科专业培训大纲（中医医院）

一、培训目标

通过培训,使学员建立中药临床药学思维,掌握通科中药临床药师应具备的基本知识与技能,具备今后可持续开展通科中药临床药学(慢病药物治疗管理、门诊用药咨询、药学宣教活动、用药安全性监测、中药处方点评、中药医嘱审核、药事管理等)工作的能力。

二、科室轮转与时间安排

轮转科室	时间	培训内容
药学部相关部门(如门诊/住院药房、咨询室、制剂室、煎药室等)	6~8周	常用药物梳理总结,掌握常用西药和常用中成药的学习;住院医嘱审核、处方点评。中药饮片处方审核;常用中药饮片鉴别、炮制、品种学习(饮片鉴定的学习可贯穿在整个培训期间);常用方剂整理学习;中药饮片煎煮;用药咨询

续表

轮转科室	时间	培训内容
相关医技辅助科室实践（影像科、检验科、心电图室等）	1~2周	各基地根据实际情况安排
临床药物治疗实践（病区和门诊）	38~40周	①跟随副主任医师及以上职称的专家出诊,根据专家出诊时间,一般一周1~2次,抄方学习,由临床相关带教老师在诊间教授中医辨证用药技能;②参加2~3个病区(5个慢病病种)住院患者的初诊查房、日常监护查房和出院教育查房;③撰写查房记录、教学药历、典型病例分析、会诊或病例讨论记录、药品不良反应监测报告、文献阅读报告、用药教育记录等文书;④掌握用药安全监测的基本内容与方法,掌握2~3个病种的中西医治疗方法和手段;⑤提高与患者、医师、护士交流沟通的能力和文献检索、分析能力
结业考核	1周	完成理论考试;完成中药饮片鉴别能力考核、学员沟通和接诊能力面试考核、案例考核。安排专家担任评委,对每位学员进行考评

注:理论学习与职业教育在整个培训期间穿插进行;各培训基地可根据情况适当调整,酌情安排。

三、培训内容与要求

（一）综合素质培训

1. 掌握相关管理文件　《药品管理法》《处方管理办法》《医疗机构药事管理规定》《医院处方点评管理规范（试行）》《麻醉药品和精神药品管理条例》《医疗用毒性药品管理办法》《药品不良反应报告和监测管理办法》《中华人民共和国药典》（现行版）、《中药注射剂临床使用基本原则》《中成药临床应用指导原则》《中华人民共和国中医药法》《中药饮片处方点评实施细则》《抗菌药物临床应用指导原则》等药事法规或规范性文件的相关内容。

2. 通过职业道德和法律法规知识教育,受训者应具有职业责任感、法律意识,能自觉规范自身职业行为,尊重患者并维护其合理用药权益。

（二）学习慢病病种的中医学基础知识

1. 掌握5个慢病病种相关的脏腑理论知识。

2. 掌握5个慢病病种的中医诊疗指南和辨证用药。

3. 熟悉5个慢病病种的病证范围、病因病机、发展规律、证候分类、主要证型、辨证要点。

4. 熟悉5个慢病病种的中医诊疗过程、治疗方法。

（三）学习慢病病种的现代医学基础知识

1. 了解解剖生理基础知识。

2. 了解5个慢病病种常见疾病病因、发病机制、病理解剖和病理生理。

3. 了解5个慢病病种常见疾病的临床诊疗过程。

4. 了解5个慢病病种的西医治疗方法和手段。

（四）学习慢病病种的现代临床技能培训

1. 掌握5种慢病病种常见症状在慢性疾病诊疗中的临床意义（各基地可根据培训病种相应调整）。

（1）头晕。

（2）喘息、胸闷。

（3）心悸。

（4）水肿。

（5）气短或呼吸困难。

（6）腰酸。

（7）慢性咳嗽、咳痰。

（8）头痛。

（9）颈项强直。

（10）贫血。

（11）食欲减退。

（12）乏力。

（13）三多一少（多饮、多食、多尿、形体消瘦）。

（14）言语謇涩或不语。

（15）胃痛。

（16）反酸。

（17）烧心。

（18）胸痛。

（19）失眠。

（20）厌食。

2. 熟悉5个慢病病种相关检验或检查项目的意义，对结果具有初步的分析和应用能力（各基地可根据培训病种相应调整）。

（1）影像学检查：X线片、CT、超声检查、血管造影、CT血管成像（CTA）、磁共振MRA、胃镜检查。

（2）实验室检查：凝血功能测定指标、心肌损伤标志物检测、血同型半胱氨酸、血常规、尿常规、尿蛋白定量、尿微量白蛋白、甲状腺功能检查、血流变、血脂 5 项、肝功能、肾功能、血气分析检查、微生物培养、血糖测定和口服葡萄糖耐量试验、糖化血红蛋白、电解质、D- 二聚体、便常规 + 潜血、关节液常规、降钙素原、C- 反应蛋白。

（3）心电图。

（4）动态血压。

（5）肺功能检查。

（五）慢病常见病、多发病培训

在以下所列病种中至少选择 2~3 个专业（5 个慢病病种）学习，掌握学习病种的临床表现、中西医病因病机、中西药治疗原则及相关治疗指南。

1. 心血管病专业　眩晕病（原发性高血压）、心悸（心律失常 - 室性期前收缩）、胸痹心痛病（冠状动脉粥样硬化性心脏病，含急性冠脉综合征）、血浊病（高脂血症）、喘证。

2. 肾病专业　肾衰病（关格证、癃闭证等）、肾风（IgA 肾病）、消渴病肾病（糖尿病肾病）、淋证、尿浊证、水肿证、虚劳证。

3. 肺病专业　肺胀病（慢性阻塞性肺疾病）、咳嗽（感冒后咳嗽或感染后咳嗽）、哮病（支气管哮喘）、肺痈（肺脓肿）、风温肺热病（社区获得性肺炎）、喘证、表证。

4. 内分泌病专业　消渴病（2 型糖尿病）。

5. 脑病专业　中风病（脑梗死）、面瘫（面神经炎）、痫病（癫痫）、痴呆、头痛、眩晕。

6. 脾胃病专业　胃脘痛（慢性胃炎）、腹痛（功能性腹痛）、吐酸（胃食管反流病）、胃疡（消化性溃疡）、肝着（慢性肝炎肝硬化）、臌胀（肝硬化腹水）、黄疸（原发性胆汁性肝硬化）、胃痞、胁痛、腹胀。

7. 老年病专业　骨痿（骨质疏松）。

8. 重症医学专业　厥证（休克）、中毒（农药中毒）、瘀毒损络（脓毒症）、呼吸衰竭。

9. 神志病专业　郁证。

10. 血液免疫专业　髓毒劳（骨髓增生异常综合征）。

11. 儿科专业　紫癜（过敏性紫癜）、肺炎喘嗽（肺炎）。

12. 骨伤、风湿专业　骨痹（骨关节炎）、膝痹病（膝骨关节炎）、痿证（股骨、颈骨骨折，筋伤）、痹证（跖骨骨折）、尪痹（类风湿性关节炎）、痛痹（痛风）。

13. 中医妇科专业　妊娠病、月经病、带下病、产后病、妇科杂病。

14. 肿瘤专业　各种肿瘤、中医肿瘤康复。

15. 皮肤专业　白疕、蛇串疮、湿疮。

（六）通科常用方剂、中西药物培训

1. 掌握 50 首以上常用方剂（参照各专科培训大纲，具体品种根据各医院用药情况制订）的组成、正确煎服法、功用主治及证治要点，熟悉其方义及常用加减法，了解其来源及现代应用。

2. 掌握 100 种以上常用中药饮片（参照各专科培训大纲，具体品种根据各医院用药情况制订）的基源、药用部位、来源产地、鉴别要点、产地处理、炮制加工、性味归经、功效主治、用法用量及临床合理选用、药物使用注意和不良反应等。

3. 掌握 50 种以上常用西药（参照各专科培训大纲，具体品种根据各医院用药情况制订）的作用机制、药效学、药代动力学、适应证、用法用量和给药方法、不良反应、禁忌证、药物相互作用、临床评价、有关药品的"专家共识"等知识与技能。

4. 掌握 50 种以上常用中成药（参照各专科培训大纲，具体品种根据各医院用药情况制订）的功效主治、用法用量、不良反应及合理运用，了解其使用注意事项。

5. 掌握 15 种以上重点监护药物品种（参照各专科培训大纲，具体品种根据各医院用药情况制订），包括毒性中药、中药注射剂、不良反应发生率高的药品、特殊人群禁忌品种等的监护要点、中毒指标、临床表现、中毒剂量及评价和救治方法，并能制订相应的监护计划，协助医生优化治疗方案。

6. 熟悉常见药物的相互作用。

（七）沟通与交流技能培训

1. 学习开展药学信息咨询服务工作，能主动并及时了解医护人员在药物信息方面的需求，及时提出警示及建议。

2. 能够为护理人员提供药品配制、储存的知识等信息与咨询服务。

3. 正确评估患者用药依从性，关注患者的治疗需求，及时为患者提供适宜的用药指导。

（八）学会中西医结合教学药历的书写，具有一定的口头和书面表达能力。

（九）具有为接受中西药联合复杂药物治疗的患者提供药学服务的基本能力。

（十）掌握临方炮制及临方制剂的相关知识，能够接受相关临床科室的中药个体化服务会诊，独立完成中药特殊服务的会诊建议，协助科室完成个体化治疗。

编写单位：天津中医药大学第二附属医院（组长单位）、中日友好医院、广州中医药大学第一附属医院、首都医科大学附属北京中医医院、深州市中医院、新疆医科大学附属中医医院、北京中医药大学东直门医院、中国中医科学院西苑医院、北京中医药大学东方医院、山东中医药大学附属医院、中国中医科学院望京医院、湖南中医药大学第一附属医院、广州中医药大学附属中山中医院、杭州市中医院、天津市中医药研究院附属医院、中国中医科学院广安门医院、广州市中西医结合医院、成都中医药大学附属医院、辽宁中医药大学附属医院（排名不分前后）

通科专业培训大纲（综合医院）

一、培训目标

通过一年的培训，使学员初步树立中药临床药学思维，掌握通科中药临床药师应具备的基本知识和技能，包括中药药物咨询、中成药及中药饮片的处方点评方法及工作流程、药物不良反应、用药错误（medication error，ME）等信息的收集及上报、医嘱审核、药学查房、药历书写、用药教育、药学监护等，具备开展通科中药临床药学工作的能力。

二、科室轮转与时间安排

轮转科室	时间	培训内容
门诊草药房	4周	开展中药饮片处方点评和医嘱审核，并撰写点评和审核记录报告10份；100种常用中药饮片鉴别、炮制、品种学习；50个常用方剂整理学习；中药饮片煎煮。掌握中药炮制、中药制剂基本知识和技能
门诊中成药房或住院病房、药房	4周	常用药物梳理总结，掌握50种常用中成药、50种常用西药的学习；住院医嘱审核
检验科、中药质检室、中药科研室（可选修）	2周	①了解合格痰标本留取方法和药敏试验方法，学习抗菌谱解读，熟悉细菌的耐药情况进展，能够根据检验科出具的药敏试验结果协助临床医生选择合适的抗菌药物；②了解常用的中药质量检测方法和仪器设备，熟悉国家关于中药重金属、农残等指标的限定标准，以及中药掺伪、非法添加西药等的常用检测方法；③培养科研思维能力、创新能力，开展文献检索，撰写文献阅读报告

轮转科室	时间	培训内容
门诊中药咨询	4周	开展用药咨询和用药教育,撰写用药咨询记录报告20份,撰写用药教育材料4份;掌握门诊不良反应和ME的收集、评价,上报流程和方法;掌握与患者、医师、护士、药师沟通的技巧
临床科室实践学习(1)——门诊部分: 1)中医药联合门诊(中医、中西结合或康复、神经科、肾病专科医药联合门诊等) 2)中医门诊 备注:各基地可根据本医院情况选择部分科室轮转学习	8周	参与中医药联合门诊,学习常见疾病诊疗知识与辨证用药技能,了解医生用药习惯,培养临床思维;熟悉药学门诊服务内容、流程与方法;掌握药学门诊问诊、患者教育方法与沟通技巧;参加中医门诊,学习问诊、疾病诊断、辨证用药等内容,了解医生用药习惯,培养临床思维
临床科室实践学习(2)——病房部分(中西结合、中医会诊、中医病房等)	18~20周	掌握50种常用西药的适应证、用法用量、副作用、药物相互作用等知识;参加病区主任医师、主治医师等临床查房;了解临床科室常见疾病;熟悉初诊药学查房、日常监护查房和出院教育查房的流程与方法;熟悉医嘱审核步骤,撰写查房记录、教学药历,进行典型病例分析,参与会诊或病例讨论,做好用药咨询记录、药品不良反应监测报告、文献阅读报告、用药教育记录等文书;熟悉会诊流程,了解中医会诊常见疾病,参加会诊医师的临床查房,参与治疗方案与个体化用药方案的制订,包括患者教育、药学查房与问诊、药学监护、医嘱审核
临床科室实践学习(3)——呼吸科病房(包括ICU)	4周	了解抗生素相关管理制度;掌握临床常用抗生素的分类、作用机制、适应证、作用特点、不良反应等知识;了解呼吸科常见疾病
其他	1~2周	参与各种会议交流学习。参观学习:博物馆、工作室;社会实践:药市、药厂、野外实习
结业考核	1周	完成理论考试。完成中药饮片鉴别能力考核、学员沟通和接诊能力面试考核、案例考核。安排专家担任评委,对每位学员进行考评

备注:因各医院优势病种、重点学科、药学联合门诊开展情况等有所差别,各基地在安排轮转学习时可根据实际情况进行适当调整。

三、培训内容与要求

（一）综合素质培训

1. 掌握中医药相关管理文件　《中华人民共和国药典（一部）》2015 年版、《中华人民共和国药典临床用药须知（中药饮片、中成药卷）》2015 年版《北京市中药饮片炮制规范》2008 年版、《北京市中药饮片调剂规程》2009 年版、《中成药临床应用指导原则》与《中药注射剂使用基本原则（卫医政发〔2008〕71 号）》等的相关内容。

2. 掌握医院综合管理文件　《抗菌药物临床应用指导原则》《处方管理办法》《医疗机构药事管理规定》《北京市医疗机构处方专项点评指南》等文件的相关内容。

3. 通过职业道德和法律法规知识教育，受训者应具有职业责任感、法律意识，能自觉规范自身职业行为，尊重患者并维护其合理用药权益。

（二）临床知识与技能培训

1. 掌握专科常见疾病的中西药药物治疗原则与最佳用药选择，熟悉药物治疗结果评价方法，制订合理的药物治疗方案。

2. 熟悉中医基础理论和主要思维方法，能够掌握阴阳学说、五行学说，并且了解其在中药学服务中的运用。

3. 了解中医诊断学的部分内容，掌握常见中医证型的准确表述，熟悉常见疾病的中医诊疗过程。熟悉气血津液、藏象学说、经络学说、病因病机、养生调摄的基本理论知识，掌握其在中药学服务中的指导作用。掌握两种指定常见疾病的典型中医证型标准、中医治则和治疗的基本方剂。

4. 具有针对特殊人群（老人、孕妇、婴幼儿、心功能异常、肝功能异常、肾功能异常、低蛋白血症）及特殊药物（毒性药物、特殊煎煮药物）制订个体化用药方案的能力。

5. 掌握撰写教学药历、病例分析、文献阅读报告，上报不良反应，医嘱审核等的能力。

6. 培养发现用药问题并解决问题的能力，具备阅读临床病历的能力，具备初步发现可能存在的不合理或需注意的用药处方的能力。

7. 熟悉常见慢性疾病相关的以下实验室检查结果，对相关临床检验具有分析和应用能力。

（1）血常规、C- 反应蛋白（CRP）等。

（2）尿常规、细菌培养、便常规 + 潜血及微生物学检查等。

（3）各项生化检查（包括肝、肾功能，电解质，血脂等）。

（4）血糖、糖化血红蛋白、甲状腺功能测定。

（5）心肌损伤标志物检测。

（6）凝血功能指标。

（7）部分免疫学指标。

8.具有利用计算机网络检索国内外药学文献,阅读和分析所培训专业临床药物治疗的中文、外文文献的能力。

（三）临床用药实践技能培训

1.门诊中成药房培训内容与要求

（1）掌握100种常用中成药,详见附表1。

（2）熟悉中成药调剂实践工作:①调配处方≥200张,能够准确无误;②发药≥20人次,能够对特殊药品进行发药指导;③高风险药品(一品多规、声似、形似)管理;④药品分类管理的培训,了解同一亚类中成药药品分类。

（3）了解中成药质量管理工作:①中成药门诊效期管理原则≥200种药品;②中成药常用药品质量管理≥15种药品;③了解药品质量投诉纠纷的处理原则及解决方案;④了解应急中成药管理。

（4）了解中成药门诊前置审核的系统及流程。

2.门诊草药房培训内容与要求

（1）掌握100种中药饮片的基源、药用部位、来源产地、鉴别要点、产地处理、炮制加工、性味归经、功效主治、用法用量及临床合理选用、药物使用注意和不良反应等,详见附表2。

（2）熟悉中药饮片调剂工作:①审核处方≥300张,能够发现处方问题;②饮片调配≥100张,掌握传统调剂技术;③调剂核对≥50张,掌握核对重点环节;④发药指导≥20人次,能够独立进行发药指导。

（3）熟悉不同中药饮片煎煮方法:①了解煎药机、包装机的操作;②熟悉煎药流程、记录;③熟悉煎药质量的评价标准。

（4）熟悉中药饮片质量管理工作:①掌握调剂质量、计量管理指标,②掌握饮片质量评价指标≥100种;③了解投诉纠纷的处理原则及解决方案;④了解饮片信息化管理项目。

（5）熟悉临方炮制及临方制剂的相关知识,能够接受相关临床科室的中药个体化用药服务。

3.门诊中药咨询培训内容与要求

（1）掌握药物咨询基本知识与技能,熟悉药物咨询系统及药物咨询上报≥50例。

（2）掌握中成药及中药饮片处方点评的知识及技能,中成药点评≥300例并完成分析汇总,饮片点评≥300张并完成分析汇总,收集典型案例并分享。

（3）掌握门诊不良反应的收集、评价、上报等方法,收集≥2例。

（4）其他:①了解科普材料撰写≥1份;②熟悉合理用药国际网络（International Network for Rational Use of Drugs,INRUD）上报系统,收集并上报≥2例ME。

4. 临床科室实践学习（1）——门诊部分（中医药联合门诊或中医门诊）培训内容与要求。

（1）参与中医药联合门诊≥每周1次,学习常见疾病诊疗知识与辨证用药技能,了解医生用药习惯（包括中药饮片、中成药、常见西药）,培养临床思维。

（2）熟悉药学门诊服务内容、流程与方法,包括医师和患者用药咨询、药物治疗管理、患者教育、生活指导。门诊药学服务患者≥60人次,重点患者应有记录,病例讨论会≥5次;熟悉药学门诊问诊、患者教育方法与沟通技巧。

（3）参加中医门诊≥每周1次,学习问诊、疾病诊断、辨证用药等内容,了解医生用药习惯,培养临床思维。

5. 临床科室实践学习（2）——病房部分（中西结合、中医会诊、中医病房等）的培训内容与要求。

（1）掌握50种常用西药的适应证、用法用量、副作用、药物相互作用等知识,详见附表3。

（2）掌握常用方剂50首,详见附表4。

（3）参加中医或中西医结合病区主任医师、主治医师等临床查房≥每周2次。

（4）熟悉初诊药学查房、日常监护查房和出院教育查房的流程与方法,要求药学查房≥每周1次。

（5）熟悉医嘱审核方法及步骤,要求完成教学药历≥13份,典型病例分析≥1份、病例分析≥9份,用药教育≥10份,用药咨询材料≥10份,病例讨论会≥15次,文献阅读报告≥4份（含1篇中药古文献考证）,不良反应收集≥2例,撰写临床及药学查房记录。

6. 呼吸科病房培训内容与要求

（1）了解抗生素相关管理制度、指南、文件。

（2）掌握临床常用抗生素的分类、作用机制、适应证、作用特点、不良反应等知识,详见附表4。

（3）了解呼吸科常见疾病≥2种（上呼吸道感染、慢阻肺）。①熟悉上呼吸道感染与慢阻肺的中医基本理论,如病因病机、证候分类、主要证型、辨证要点;②了解上呼吸道感染与慢阻肺现代医学知识,包括:病因、发病机制、病理解剖和病理生理特点;③了解并学习上呼吸道感染与慢阻肺相关指南及专家共识。

（4）要求完成抗生素相关教学药历≥2份,病例分析≥1份,用药教育≥4份,文献阅读报告≥1份,参与临床会诊,能够独立进行抗菌药物的病例点评。

7. 其他培训内容与要求

（1）熟悉部分重点监护药物品种(详见附表5),包括毒性中药、中药注射剂、不良反应发生率高的药品、特殊人群禁忌品种等的监护要点、中毒指标、临床表现、中毒剂量及评价和救治方法,并能制订相应的监护计划,协助医生优化治疗方案。

（2）掌握文献检索与分析能力,进行专项培训学习≥10学时,能够为医师、护士提供中西药物信息材料,并开展相应的药物宣讲活动。

（3）掌握与医生、护士、患者的沟通技巧,进行沟通技巧的相关培训≥6学时,能够保证与不同人群顺畅沟通。

学员通过上述培训学习,具备今后可持续开展通科(综合医院)中药临床药学工作的能力。

附表1 推荐学习中成药

类别	中成药名称
解表剂	感冒清热颗粒、金花清感颗粒、连花清瘟胶囊、九味羌活颗粒、双黄连口服液、银黄颗粒、防风通圣丸、小柴胡片、藿香正气软胶囊、玉屏风颗粒
泻下剂	一清胶囊、六味安消胶囊、麻仁润肠丸、当归龙荟胶囊、芪蓉润肠口服液
清热剂	一清胶囊、牛黄上清丸、牛黄清胃丸、牛黄解毒片、蓝芩口服液、金莲花胶囊、消炎利胆片、护肝宁片、香连片
止咳化痰平喘剂	通宣理肺丸、羚羊清肺丸、蛇胆陈皮口服液、百合固金口服液、养阴清肺口服液、消咳喘片、强力枇杷露、复方鲜竹沥液、苏子降气丸
开窍剂	安宫牛黄丸、苏合香丸、清开灵胶囊、安脑丸
补益剂	生脉胶囊、稳心颗粒、滋心阴胶囊、六味地黄丸、右归胶囊、复方苁蓉益智胶囊、培元通脑胶囊、参苓白术丸、人参归脾丸、桂附地黄丸、知柏地黄丸、左归丸、右归丸、大补阴丸、八珍颗粒、当归补血丸、生血丸、金水宝胶囊、百令胶囊
安神剂	九味镇心颗粒、心神宁片、柏子养心丸、百乐眠胶囊、天王补心丸、甜梦口服液、枣仁安神口服液、清脑复神口服液
活血剂	复方丹参片(滴丸)、血栓心脉宁胶囊、脑得生片、银杏叶片、脉血康胶囊、活血通脉胶囊、脑血康胶囊、地奥心血康胶囊、速效救心丸、通心络胶囊、血府逐瘀口服液(胶囊)、冠心丹参滴丸、参松养心胶囊、参芍胶囊(片)、益心舒胶囊、丹七片、愈风宁心滴丸(片)、心元胶囊、通塞脉片、丹珍头痛胶囊、麝香保心丸、血滞通胶囊、益心舒胶囊、双丹颗粒、三七通舒胶囊、稳心颗粒、心元胶囊、利脑心胶囊

续表

类别	中成药名称
治风剂	松龄血脉康胶囊、复方罗布麻颗粒(片)、脑立清片、牛黄降压丸(片、胶囊)、眩晕宁片、强力定眩片、川芎茶调颗粒、芎菊上清丸、通天口服液、都梁滴丸、全天麻胶囊、养血清脑颗粒、牛黄清心丸、大活络丸、醒脑再造胶囊、脑心通胶囊、培元通脑胶囊、天丹通络胶囊、消栓胶囊、复方地龙胶囊
祛湿剂	四妙丸、八正胶囊、癃清片、尿毒清颗粒、前列安通片、泌淋清胶囊、肾炎康复片、萆薢分清丸、癃闭舒胶囊
蠲痹通络剂	虎力散胶囊、雷公藤多苷片、复方雪莲胶囊、附桂骨痛片、痛风定胶囊、金乌骨通胶囊、天麻壮骨丸、尪痹颗粒、痹祺胶囊、瘀血痹胶囊
消导剂	香砂养胃片、香砂平胃颗粒、胃康胶囊、四磨汤口服液、加味保和丸、枳术宽中胶囊、越鞠保和丸
理气剂	(丹栀)逍遥丸、舒肝片、气滞胃痛颗粒、胃苏颗粒
骨伤科用药	七厘胶囊、云南白药胶囊、仙灵骨葆胶囊、跌打七厘片、金天格胶囊、龙血竭胶囊、骨疏康胶囊、颈舒颗粒、强骨胶囊、痛舒片、致康胶囊
抗肿瘤及辅助用药	西黄丸、贞芪扶正胶囊、槐耳颗粒、健脾益肾颗粒、复方斑蝥胶囊、华蟾素片、安多霖胶囊、威麦宁胶囊、安替可胶囊、金龙胶囊、康力欣胶囊、平消片
外用药	云南白药膏(气雾剂)、京万红软膏、正红花油、狗皮膏、消痛贴膏、麝香壮骨膏、活血止痛膏、康复新液
外科用药	小金丸、连翘败毒丸、牛黄醒消丸、乳癖散结胶囊、乳癖消片、马应龙麝香痔疮膏(栓)、化痔栓
妇科用药	益母草颗粒、乌鸡白凤丸、坤宝丸、妇科千金胶囊、桂枝茯苓胶囊、坤宁口服液、女珍颗粒、宫血宁胶囊、孕康颗粒、丹黄祛瘀胶囊
五官科用药	明目地黄丸、石斛夜光丸、金花明目丸、鼻渊通窍颗粒、通窍鼻炎颗粒、鼻渊舒口服液、香菊胶囊、耳聋左慈丸、六神丸、黄氏响声丸、清咽滴丸、熊胆胶囊、西青果颗粒、金喉健喷雾剂、口炎清颗粒
其他	血脂康胶囊、绞股蓝总苷片、保利尔胶囊、脂必泰胶囊、荷丹片

附表2 推荐学习中药饮片

类别	中药饮片
解表药	麻黄、桂枝、防风、荆芥、柴胡、白芷、薄荷、升麻
清热药	石膏、知母、决明子、夏枯草、黄芩、黄连、黄柏、金银花、连翘、生地黄、牡丹皮、玄参、苦参、栀子、赤芍
泻下药	大黄、番泻叶、芒硝
祛风湿药	羌活、独活、五加皮、桑寄生

类别	中药饮片
化湿药	藿香、佩兰、苍术、砂仁
利水渗湿药	茯苓、车前子、泽泻、猪苓、虎杖、路路通
温里药	附子、干姜、肉桂、吴茱萸、荜茇
理气药	陈皮、青皮、木香、沉香、香附、枳壳、川楝子
消食药	山楂、神曲、麦芽、鸡内金
止血药	三七
活血药	延胡索、川芎、郁金、红花、丹参、川牛膝、怀牛膝、莪术、益母草、泽兰、姜黄
补益药	人参、太子参、党参、西洋参、白术、黄芪、百合、北沙参、麦冬、石斛、黄精、鳖甲、何首乌、当归、山药、白芍、菟丝子、甘草、女贞子、枸杞、续断、杜仲、鹿茸
化痰止咳药	浙贝母、川贝母、半夏、陈皮、瓜蒌、桔梗、旋覆花、桑白皮、枇杷叶、昆布、苦杏仁、葶苈子
安神药	酸枣仁、龙骨、琥珀、合欢皮、石菖蒲、远志
平肝息风药	僵蚕、天麻、蜈蚣、全蝎、地龙、钩藤、珍珠粉
收涩药	五味子、山茱萸、乌贼骨

附表3　推荐学习西药

类别	西药名称
改善循环类药	马来酸桂哌齐特注射液、长春西汀注射液、川芎嗪注射液、前列地尔注射液、尤瑞克林注射液等
血小板抑制剂	阿司匹林、氯吡格雷、奥扎格雷钠注射液、替格瑞洛等
脱水、利尿药	甘露醇注射液、甘油果糖注射液、氢氯噻嗪、螺内酯
他汀类药	阿托伐他汀、瑞舒伐他汀、匹伐他汀、辛伐他汀、普伐他汀、氟伐他汀
贝特类药	非诺贝特
胆固醇吸收抑制剂	依折麦布
钙通道阻滞剂	氨氯地平、非洛地平、硝苯地平
血管紧张素Ⅱ受体阻滞剂	缬沙坦、厄贝沙坦、氯沙坦、奥美沙坦、替米沙坦
血管紧张素转换酶抑制剂	卡托普利、贝那普利、培哚普利、福辛普利
β受体拮抗剂	美托洛尔、比索洛尔、卡维地洛、普萘洛尔
抗凝剂	华法林、低分子肝素、肝素、利伐沙班、达比加群

类别	西药名称
溶栓剂	阿替普酶
抗焦虑抑郁药	氟西汀、帕罗西汀、舍曲林、艾司西酞普兰、氟伏沙明
抗癫痫药	丙戊酸钠、苯巴比妥、卡马西平、拉莫三嗪、左乙拉西坦
抗帕金森药	多巴丝肼、吡贝地尔、盐酸普拉克索、金刚烷胺
激素	地塞米松、注射用甲泼尼龙琥珀酸钠
硝酸酯类药	硝酸甘油、单硝酸异山梨酯
抗生素	β- 内酰胺类、喹诺酮类、磺胺类、大环内酯类、氨基糖苷类
降糖药	胰岛素、胰岛素类似物、双胍类、胰岛素增敏药、促胰岛素分泌药（磺脲类、非磺脲类）

青霉素类抗菌药（青霉素类、青霉素＋酶抑制剂）

1	青霉素	3	哌拉西林＋酶抑制剂
2	美洛西林	4	阿莫西林＋酶抑制剂

头孢菌素类抗菌药（一代至四代头孢）

1	头孢唑林	5	头孢曲松
2	头孢拉定	6	头孢哌酮 / 舒巴坦钠
3	头孢克洛	7	头孢吡肟
4	头孢呋辛	8	头孢菌素类（如头孢西丁）

碳青霉烯类抗菌药（3 种）

1	亚胺培南西司他丁	3	比阿培南
2	美罗培南		

氨基糖苷类抗菌药（4 种）

1	链霉素	3	依替米星
2	阿米卡星	4	妥布霉素

大环内酯类抗菌药（4 种）

1	红霉素	3	克拉霉素
2	罗红霉素	4	阿奇霉素

四环素类抗菌药（1 种）

1	米诺环素

喹诺酮类抗菌药（4 种）

1	左氧氟沙星	3	环丙沙星
2	诺氟沙星	4	莫西沙星

类别		西药名称	
其他抗菌药（10种）			
1	林可霉素	6	伊曲康唑
2	克林霉素	7	特比萘芬
3	甲硝唑	8	联磺甲氧苄啶
4	替硝唑	9	氟康唑
5	万古霉素	10	伏立康唑

附表4 推荐学习方剂

类别	方剂
解表剂	麻黄汤、桂枝汤、麻杏石甘汤、银翘散、桑菊饮
泻下剂	大承气汤、小承气汤、调胃承气汤、麻子仁丸、温脾汤
和解剂	小柴胡汤、大柴胡汤、四逆散、逍遥散、防风通圣散
温里剂	理中丸、参附汤、四逆汤、茯苓四逆汤
补益剂	四君子汤、六君子汤、参苓白术散、补中益气汤、生脉散、玉屏风散、四物汤、归脾汤、当归补血汤、炙甘草汤、左归饮、右归饮、一贯煎、二仙汤
安神剂	朱砂安神丸、酸枣仁汤、天王补心丹、安神定志丸
理气剂	瓜蒌薤白半夏汤、葶苈大枣泻肺汤、柴胡疏肝散、枳实薤白桂枝汤
理血剂	补阳还五汤、血府逐瘀汤、通窍活血汤、生化汤
治风剂	天麻钩藤饮、镇肝熄风汤
祛湿剂	五苓散、猪苓汤、苓桂术甘汤、真武汤、防己黄芪汤
祛痰剂	二陈汤、温胆汤、半夏白术天麻汤、苓甘五味姜辛汤、贝母瓜蒌散
清热剂	白虎汤、龙胆泻肝汤、二妙散、导赤散、葛根芩连汤
固涩剂	牡蛎散、桑螵蛸散

附表5 推荐重点监护品种

分类	临床使用的代表药物
中药饮片	28种毒性中药及《中国药典》规定的大毒、有毒、小毒的中药
中成药	中药注射剂（醒脑静注射液、参麦注射液等）

续表

分类		临床使用的代表药物
西药	强心苷类药	地高辛、洋地黄毒苷、毒毛花苷 K、西地兰
	抗心律失常药	奎尼丁、利多卡因、普鲁卡因、胺碘酮
	抗癫痫药	苯妥英钠、苯巴比妥、卡马西平、扑米酮、丙戊酸钠、乙琥胺、加巴喷丁、拉莫三嗪、非氨酯、托吡酯、氨己烯酸、唑尼沙胺、奥卡西平、左乙拉西坦等
	抗抑郁药	丙米嗪、地昔帕明、阿米替林、盐酸多塞平片等
	抗精神病药	氯氮平
	抗躁狂症药	碳酸锂
	免疫抑制剂	环孢素、他克莫司、霉酚酸、西罗莫司、咪唑立宾
	平喘药	氨茶碱
	β 受体拮抗剂	普萘洛尔、阿替洛尔、美托洛尔等
	抗生素	氨基糖苷类（庆大霉素、卡那霉素、妥布霉素、链霉素、阿米卡星）、万古霉素、氯霉素、两性霉素 B 等
	抗恶性肿瘤药	甲氨蝶呤、环磷酰胺、阿霉素、顺铂等
	抗结核药	异烟肼、利福平、吡嗪酰胺
	抗病毒药	沙奎那韦、英地那韦、奈非那韦
	抗真菌药	伊曲康唑、酮康唑乳膏
	降糖药	胰岛素、口服降糖药
	其他	华法林、低分子肝素、地高辛、胺碘酮

备注：因各医院优势病种、重点学科、药物目录及临床用药习惯等有所差别，各表所列中西药物及方剂仅供参考，各基地在组织学习及结业考核时可根据本院用药情况进行调整。

编写单位：首都医科大学宣武医院（组长单位）、首都医科大学附属北京友谊医院、北京医院（排名不分前后）

第三部分

附　件

附件1 《中药临床药师培训基地学员申请表》

中药临床药师培训基地学员申请表

申请人姓名　　_____

原工作单位　　_____

申请单位　　　_____

申报专业　　　_____

填表时间　　　_____

中药临床药师培训基地学员申请表

姓　名		性别		民　族		照片
出生年月				技术职称		
身份证号				行政职务		
联系电话					邮编	
最后学历	毕业时间		毕业院校		专业	学位
单位通讯地址						
电子信箱						
现从事专业				培训专业		
掌握何种外语				熟练程度		
工作简历	起止年月		单　位			
学习经历	起止年月		单　位			
主要论文／科研情况						

本人专业水平	
从事中药临床药学工作经历	
选送单位意见	（盖章）　　年　月　日
接收部门意见	（盖章）　　年　月　日

附件2 《中药临床药师培训记录手册》

_____专业

中药临床药师培训记录手册

培训医院:_____

姓　　名:_____

工作单位:_____

毕业时间:_____

学　　位:_____

培训年度:_____年____月至_____年____月

目　录

一、培训内容与时间汇总表

（一）轮转科室

编号	轮转科室	时间	起止日期	科主任签名
1	药剂科	8 周	年　月　日— 年　月　日	
2	科	周	年　月　日— 年　月　日	
3	科	周	年　月　日— 年　月　日	
4	科	周	年　月　日— 年　月　日	
5	科	周	年　月　日— 年　月　日	
6	科	周	年　月　日— 年　月　日	

（二）培训项目

内　容	要　求	实际完成量	带教老师（临床药师）签名
临床用药实践	42 周		
教学药历	≥ 15 份		
病例分析（中药 ≥ 3 次）	≥ 5 份		
用药教育材料	≥ 10 份		
专业知识理论课	≥ 130 学时		
专业学术讲座	≥ 20 次		
病例讨论会	≥ 20 次		
文献阅读报告（中药 ≥ 3 次）	≥ 5 次		

二、专业知识理论培训内容

（一）理论学习记录

序号	课程名称	学时	主讲人	备注
1				
2				
3				
4				
5				

序号	课程名称	学时	主讲人	备注
6				
7				
8				
9				
10				
11				
12				
13				
14				
15				
16				
17				
18				
19				
20				
21				
22				
23				
24				
25				

（二）专题讲座、其他学术会议记录

	日期	题 目	课时	授课老师
1				
2				
3				
4				
5				
6				
7				
8				

	日期	题 目	课时	授课老师
9				
10				
11				
12				
13				
14				
15				
16				
17				
18				
19				
20				

（三）文献阅读报告记录（≥5次,中药≥3次,包括2篇中药古文献考证）

1. 日期:
    题目:
 	
参考文献题录与出处:
1）
2）
3）
4）
5）
 	
       带教老师（临床药师）签名:

2. 日期:
    题目:
 	
参考文献题录与出处:
1）
2）
3）
4）
5）
 	
       带教老师（临床药师）签名:

3．日期： 　　题目：
参考文献题录与出处： 1） 2） 3） 4） 5）   　　　　　　　　　　　　带教老师（临床药师）签名：
4．日期： 　　题目：
参考文献题录与出处： 1） 2） 3） 4） 5）   　　　　　　　　　　　　带教老师（临床药师）签名：
5．日期： 　　题目：
参考文献题录与出处： 1） 2） 3） 4） 5）   　　　　　　　　　　　　带教老师（临床药师）签名：

三、临床实践培训

（一）学习病种及例数要求（至少选择其中 5 种，病例总数不少于 50 例）

病种	要求完成例数	实际完成例数	带教老师（临床药师）签名
病种 1	≥ 5 例		
病种 2	≥ 5 例		
病种 3	≥ 5 例		
病种 4	≥ 5 例		
病种 5	≥ 5 例		
其他病种			

注：未标明"要求完成例数"者，由各医院自行规定完成例数。

1. 病种 1（≥ 5 例）

序号	患者姓名	病历号	主要诊断	带教老师（医生）
1				
2				
3				
4				
5				
6				

2. 病种 2（≥ 5 例）

序号	患者姓名	病历号	主要诊断	带教老师（医生）
1				
2				
3				
4				
5				
6				

3. 病种 3 (≥ 5 例)

序号	患者姓名	病历号	主要诊断	带教老师 (医生)
1				
2				
3				
4				
5				
6				

4. 病种 4 (≥ 5 例)

序号	患者姓名	病历号	主要诊断	带教老师 (医生)
1				
2				
3				
4				
5				
6				

5. 病种 5 (≥ 5 例)

序号	患者姓名	病历号	主要诊断	带教老师 (医生)
1				
2				
3				
4				
5				
6				

6. 其他选择病种：＿＿＿＿＿＿＿＿（＿＿例）

序号	患者姓名	病历号	主要诊断	带教老师（医生）
1				
2				
3				
4				
5				
6				
7				
8				

（二）培训大纲要求外的病种学习记录

序号	患者姓名	病历号	主要诊断	带教老师（医生）
1				
2				
3				
4				
5				
6				
7				
8				
9				
10				
11				
12				
13				

注：上表仅为受培训者在培训期间，遇到培训大纲之外的病种时填写。

（三）教学药历书写（每个选定学习病种 ≥ 2 份，总数 ≥ 15 份，其中特殊人群 ≥ 5 例）

序号	患者姓名	病历号	主要诊断	科别	带教老师（临床药师）签名
1					
2					
3					
4					
5					
6					
7					
8					
9					
10					
11					
12					
13					
14					
15					
16					
17					
18					
19					
20					
21					
22					
23					
24					
25					
26					
27					
28					
29					

注：1. 特殊人群指老年人、孕妇、哺乳期妇女、肝功能减退、肾功能减退、心力衰竭、低蛋白血症等。

2. 书写教学药历与学习病种可以为同一病例。

（四）病例分析报告（选定学习病种每种≥1份，总数≥5份，其中中药治疗分析≥3份）

序号	病历号	患者姓名	分析要点	带教老师（临床药师）签名
1				
2				
3				
4				
5				
6				
7				
8				
9				
10				

（五）用药教育材料（≥10份）

序号	标题	主要内容	带教老师（临床药师）签名
1			
2			
3			
4			
5			
6			
7			
8			
9			
10			
11			

（六）参加病例讨论记录（≥20次）

序号	日期	患者姓名	病历号	主要内容	带教老师（临床药师）签名
1					
2					

序号	日期	患者姓名	病历号	主要内容	带教老师（临床药师）签名
3					
4					
5					
6					
7					
8					
9					
10					
11					
12					
13					
14					
15					
16					
17					
18					
19					
20					
21					

注：其中学员汇报病例应≥5次。

（七）药物治疗方案评价与药物治疗监护计划（≥5例）

序号	病历号	患者姓名	内容要点	带教药师（临床药师）签名
1				
2				
3				
4				
5				
6				

注：所选病例不应与教学药历病例为同一病例。

（八）重点药物品种监护（≥15种，其中中药饮片、中成药、中药注射剂总计不少于6种）

月份	药物名称	监护患者例次	监护要点	带教药师（临床药师）签名

注：每月指定一个品种进行详细监护。

（九）参加危重病患抢救

序号	日期	病历号	主要诊断	转归情况	带教医师
1					
2					
3					
4					
5					
6					
7					
8					
9					
10					

（十）药品不良反应/事件分析与评价

序号	病历号	分析与评价要点	带教老师（临床药师）签名
1			
2			
3			
4			
5			
6			
7			
8			
9			
10			

注：与书写教学药历或学习病种可以为同一病例。

（十一）信息整理与用药咨询（30例）

序号	日期	咨询对象	咨询内容与要点	回复要点
1				
2				
3				
4				
5				
6				
7				
8				
9				
10				
11				
12				
13				
14				
15				
16				
17				

续表

序号	日期	咨询对象	咨询内容与要点	回复要点
18				
19				
20				
21		.		
22				
23				
24				
25				
26				
27				
28				
29				
30				

（十二）处方点评记录

月份										
点评处方数										

注：每月点评处方不少于 100 张（包括西成药 50 张、中药处方 50 张）。

不合理处方登记

处方日期	科别	处方号	处方不合理原因	带教老师评价

处方日期	科别	处方号	处方不合理原因	带教老师评价

注:1. 可以自行插入行。

　　2. 带教老师评价指由带教老师对学员的点评结果进行评价,填同意或不同意。

（十三）住院医嘱审核记录

月份												
住院医嘱审核条数												
住院处方审核数												

注:每周审核医嘱(西成药)条数不少于100条,中药处方数不少于10张。

不合理医嘱登记

医嘱日期	科别	病历号	医嘱不合理原因	处理结果

医嘱日期	科别	病历号	医嘱不合理原因	处理结果

注:1. 可以自行插入行。

2. 处理结果指与临床医生沟通效果,如填写接受或不接受。

四、科室轮转个人小结

个人小结内容:
结合培训大纲对医德医风、组织纪律、服务态度及质量、理论学习、学习的病种、管理病床数、查房时的表现等方面进行小结。

年　　月　　日

科室评语	年　　月　　日
科主任签名	年　　月　　日

120

五、培训期间获奖及医疗差错事故

日期		类别	
写明获奖（或差错、事故）的等级、原因、经过及经验教训。			

六、培训基地审核意见

写明培训者一年培训期间的表现及考核情况总结。

培训基地审核意见

基地负责人签名　　　　　　　　　　　　　年　　月　　日

附件3 《中药临床药师培训考核手册》

中药临床药师培训考核手册

学员姓名：_____

培训专业：_____

培训日期：_____至_____

基地医院：_____

学员培训守则

1. 中药临床药师培训是中药师树立临床思维观念与职责转变,实行面向临床,直接为患者提供临床用药服务的重要手段,是实现中药师参与合理用药能力提升的重要环节,参加培训的中药师应严谨认真参加培训。

2. 参加培训的药师应认真学习和执行专业培训计划,明确学习目的,保质保量地完成培训任务。

3. 树立科学的培训态度,尊重带教老师,虚心好学,严格遵守培训基地医院及相关科室的规章制度和操作规程,严防发生差错事故。

4. 培养良好职业道德,确立严肃认真的医疗作风。

5. 认真书写《中药临床药师培训考核手册》,重视总结实践经验,做到勤学、勤记、勤看、勤问、勤实践。

6. 药师应坚持处置好患者后才能休息的原则,早上必须提前半小时进入病房,做好准备工作,认真参加查房;主动参加救治危重患者;积极参加病例讨论等相关学术活动。

7. 参加培训的药师应完成专业培训计划。

8. 培训期间无寒、暑假期。严格请假制度,一般不准事假。特殊情况请假需经批准后,缺课时间利用周末及节假日弥补,以确保时间。

中药临床药师培训基地学员登记表

姓 名		性 别		一寸 免冠 彩照
民 族		出生年月		
工作单位				
技术职称		联系电话		
邮 箱		邮 编		
通讯地址				
本科以上学历	1. 毕业于 年 学校 专业			
	2. 毕业于 年 学校 专业			
	3. 毕业于 年 学校 专业			
专业工作经历： *请重点填写参与临床药物治疗工作经历*				
近5年接受专业培训情况：				
论文、著作、科研情况：				

学员培训考勤记录

轮转科室（周数）	起止时间	考勤内容	负责药师
	年　月　日 / 年　月　日	病假　天 / 事假　天 / 缺勤　天	
	年　月　日 / 年　月　日	病假　天 / 事假　天 / 缺勤　天	
	年　月　日 / 年　月　日	病假　天 / 事假　天 / 缺勤　天	
	年　月　日 / 年　月　日	病假　天 / 事假　天 / 缺勤　天	
	年　月　日 / 年　月　日	病假　天 / 事假　天 / 缺勤　天	
	年　月　日 / 年　月　日	病假　天 / 事假　天 / 缺勤　天	
	年　月　日 / 年　月　日	病假　天 / 事假　天 / 缺勤　天	
	年　月　日 / 年　月　日	病假　天 / 事假　天 / 缺勤　天	

学员请假记录

日期	请假原因	补班时间	带教老师签名	基地负责人签名

学员考核综合评分

项 目	满分	实际得分
1. 理论考试评分（至少2次）	100	
2. 学员沟通和接诊能力面试评分	100	
3. 案例考核评分	100	
4. 中药饮片鉴别能力实践考核评分	100	
5. 处方（医嘱）审核考核评分	100	
6. 培养过程评分	100	
总平均分：	成绩：□合格 □不合格	

备注：

1. 评分表中满足所有项目单项评分60分（含60分）以上为合格。

2. 表中列出的6个项目为必考项目，如有额外考核项目（例如：中药方剂考核、用药咨询情景考核等）请按照必考项目的样式添加并打分，记入总评分中。

结 业 评 语

带教医师（签字）：　　　　　　　　　　带教药师（签字）：

基地负责人（签字）：

年　月　日

附件4 学员结业考核用表

表1 学员沟通和接诊能力评分表

学员姓名：_____　　　　　　　　　　培训专业：_____

项目要求	满分	实际得分
主动做自我介绍	5	
衣冠整洁、举止得体、提问恰当	5	
表情适当，语气和蔼，使患者感到轻松，易于交流	5	
耐心聆听患者的叙述，未出现轻易打断及难堪的停顿	10	
交流中核实包括药物治疗、嗜好、生活方式等有价值的信息	15	
体现对患者的尊重，关心患者心理，给予适宜的鼓励	10	
鼓励患者提问，注重了解患者用药方面隐藏的忧虑	10	
不使用暗示性诱导语言提问，回答问题遵守职业道德	10	
语言通俗易懂，不用医学或难懂的术语提问	10	
关注患者用药问题，提出有助患者改善用药依从性的建议	15	
有明确的结束语	5	
总分	100	

说明：总分≥60分为合格。

考核专家签名_____　　　　　　　　日期_____

表 2 案例考核评分表

学员姓名：＿＿＿＿＿＿＿＿　　　　　　　　　　　　培训专业：＿＿＿＿＿＿＿＿

	项目要求	满分	实际得分
病例简述	1. 正确描述患者一般项目	3	
	2. 疾病发展变化过程描述清晰	5	
	3. 重要阳性、阴性体征描述无遗漏	5	
	4. 主要检查指标与结果陈述无遗漏	5	
	5. 伴发疾病与用药情况陈述无遗漏	5	
	6. 有既往病史、既往用药史者陈述无遗漏	5	
	7. 有过敏史、药物不良反应史者陈述无遗漏	5	
	8. 相关诊断指标临床意义分析恰当	8	
	9. 治疗方案分析依据充分	10	
	10. 药物治疗监护指标及监护周期明确	10	
	11. 对总结药物治疗中主要问题评价适当	10	
	12. 对患者用药指导建议（含随访建议）适当	5	
提问答辩	1. 思路敏捷、条理清晰、语言生动	6	
	2. 回答提问切题、准确	6	
	3. 掌握知识面、认识问题深度	6	
	4. 临床思维和处理能力	6	
总分：		100	

说明：总分≥60 分为合格。

考核专家签名＿＿＿＿＿＿＿＿＿＿＿＿　　　　　　　　　　　　日期＿＿＿＿＿＿＿＿＿＿＿＿

表3 学员培养过程评分表

学员姓名：＿＿＿＿＿＿＿＿＿ 培训专业：＿＿＿＿＿＿＿＿

项目要求	满分	实际得分
按照要求完成科室轮转	5	
按要求完成临床实践课时（缺1学时扣0.1分）	5	
按要求完成专业知识理论课（缺1学时扣0.1分）	5	
参加专业学术讲座（缺1次扣1分,缺5次以上为0分）	5	
学习指定病种与例数（缺1个病种扣5分,缺1例扣0.2分）	10	
教学药历完成数量（缺1份扣0.5分,缺10份以上为0分）	10	
教学药历完成质量（每1份不合格扣0.5分,不合格10份以上为0分）	15	
病例分析完成数量（缺1份扣0.5分,缺5份以上为0分）	5	
病例分析完成质量（每1份不合格扣0.5分,不合格5份以上为0分）	5	
完成文献阅读报告（缺1次扣0.5分,缺5次以上为0分）	5	
制订药物治疗方案评价与药物治疗监护计划（缺1例扣1分）	5	
参加病例讨论会（缺1次扣0.3分）	6	
重点药物品种监护（缺1种扣0.4分,缺5种以上为0分）	6	
参加对患者用药教育（参加例数 ×0.1,最高得分5分）	5	
完成药品不良反应/事件分析与评价（完成数量 ×0.5,最高得分5分）	5	
完成药学信息整理与用药咨询（完成数量 ×0.1,最高得分3分）	3	
实际得分：	100	

说明:总分≥60分为合格。

考核专家签名＿＿＿＿＿＿＿＿＿＿ 日期＿＿＿＿＿＿＿＿＿

表 4　学员综合评分表

学员姓名：_____　　　　　　　　　　　　培训专业：_____

评 分 项 目	满分	实际得分
理论考试评分	100	
学员沟通和接诊能力评分	100	
案例考核评分	100	
中药饮片鉴别能力实践考核评分	100	
处方（医嘱）审核考核评分	100	
培养过程评分	100	
总平均分：	成绩：□合格　　□不合格	

注：每单项评分 60 分（含 60 分）以上为合格，任何单项＜60 分均为不合格。

基地负责人签名_____

填表日期_____

附件5 教学药历

教学药历首页

建立日期：_____年___月___日　　　　　　　　建立人：_____

姓　　名		性别		年　　龄		科　别	
出生日期		职　　业			民　族		
工作单位		籍　　贯			住院号		
住院时间		出院时间					

手机号：		联系地址：			
身高（cm）		体重（kg）		体重指数	
不良嗜好（烟、酒、药物依赖等）					

主诉：

促使患者就诊的最主要、最明显的症状体征及其持续时间,如头痛发热两天。主诉三要素是疾病部位、病变性质与自发病至就诊的时间。确切的主诉可提供诊断疾病的线索,并可初步估计可能是哪一系统与哪一性质的疾患。

现病史：

包括以下七方面内容。

（1）起病情况:时间、地点、环境、急缓。

（2）主症特点:部位、程度、性质、持续时间与影响因素（加重、缓解）。

（3）病因诱因:病因诸如外伤、中毒、感染、过敏、遗传、长期服用某有毒中药等;诱因诸如气候、环境、情绪、起居、饮食、自主停服或加大服用某药。

（4）发展演变:主症变化或新症出现;持续性还是间歇性? 进行性还是渐好性?

（5）伴随症状:常是鉴别依据,不要轻易放过任何一个细微伴随症状。

（6）诊疗经过:应该详细询问诊治经过,何时何地进行过何种检查? 中药临床药师在此处尤其应该详细询问,用过何种药物（包括通用名、商品名、规格、剂量、疗程）? 实施过何种治疗? 疗效如何? 疗效评判尽可能采用定量材料或体征变化结果。尽可能将主要治疗药物的疗效情况均详细询问、记录。

（7）一般情况:在现病史的最后,应记述患者患病后的精神、体力状况、食欲与食量改变、睡眠与大小便情况。

此外,中药临床药师还应该根据患者就诊时的情况所感到的痛苦与不适,以及病情相关的全身情况进行详细问诊,即问现在症。一般根据"十问歌"的内容进行问诊,具体内容包括:一问寒热二问汗,三问头身四问便,五问饮食六胸腹,七聋八渴俱当辨,九问旧病十问因,再兼服药参机变,妇女尤必问月经,迟速闭崩皆可见,再添片语告儿科,天花麻疹俱占验。

望、闻、切诊：

（1）神色形态：包括神志、精神、体态及气色。

（2）声息气味：包括语言、呼吸、咳喘、呕恶、太息、呻吟、肠鸣及各种气味。

（3）皮肤毛发：包括毛发的疏密、色泽、分布；肌肤温度、湿度、弹性以及有无斑疹、疮疡、瘰疬、肿块、水肿等。

（4）舌象：舌苔（苔形、苔色、津液），舌质（舌色、瘀点、瘀斑），舌体（形、态），舌底脉络（颜色、形态）。

（5）两手寸口脉，寸、关、尺三部，浮、中、沉取结果，必要时切人迎、趺阳脉，两周岁以下小儿可写指纹情况。

（6）头面、五官、颈项的望、闻、切诊。

（7）胸、腹部的望、闻、切诊。

（8）腰背、四肢、爪甲的望、闻、切诊。

（9）前后二阴及排泄物的望、闻、切诊。

体格检查：

是指医务工作者（主要是医师）运用自己的感官或借助于简单的诊断工具（如听诊器、叩诊锤）进行检查以发现病情变化的一种重要手段。体格检查按一定的顺序进行，以免重复或遗漏，通常先观察一般情况，然后检查头、颈、胸腹、脊柱、四肢、肛门、生殖器、神经系统等。必要时，一些专科的特殊检查也需要记录在此。此外，入院前有关实验室检验结果及器械诊断结果均应该详细记录在此处。

既往病史：

（1）既往健康状况，是否长期服用一些保健品。

（2）外伤手术史、预防接种史。

（3）曾患疾病，包括已经治愈或尚未痊愈的各种疾病，以及各种传染病，中药临床药师还需要详细问诊曾患疾病的治疗情况，患者对哪些药物治疗敏感？使用哪些药物治疗时曾出现过明显的不良反应？有无发生过集体药害事件？有无做过一些个体化药物治疗的基因检测？结果如何？

既往史的记录顺序一般按年月先后顺序排列，也可以按照该疾病所涉及的系统与目前主要问题系统的相关度排列。患者的既往用药史情况一般记录在相应的疾病描述之后。

既往用药史：

住院近3个月内使用的药物情况。

家族史：

主要包括双亲与兄弟姐妹及子女健康情况，即直系与旁系情况，特别应该注意有无同样疾病或者对同样一种药物不能耐受等；若双亲已故，应询问并记录其死因；有无传染病；有无遗传病，如血友病、白血病、家族性甲状腺功能低下等。中药临床药师应该特别关注患者是否存在药物代谢障碍的一些家族性遗传疾病，如遗传性葡萄糖-6-磷酸脱氢酶（G-6-PD）缺乏症、苯丙酮尿症（phenylketonuria，PKU）等。

个人史及婚育史：

个人史包括社会经历、职业和工作条件，习惯及嗜好、生活条件、有无冶游史及性病、业余爱好、应激史等。其中个人平素饮食嗜好及生活起居，对中医体质的形成非常重要，常影响着机体在病理状态下对中药药性的选择。因此，中药临床药师应该详细询问，结合其他临床资料，将其体质进行初步分型，有助于指导治疗主要疾病的中药选择。

婚姻史包括未婚和已婚、结婚年龄、配偶健康状况、夫妻关系、性生活情况等。

月经与生育史包括初潮年龄、月经周期和行经天数，经血的量和色，经期症状，有无痛经和白带等，末次月经日期、闭经日期、绝经年龄等。生育史包括妊娠和生育的次数和年龄，流产情况，男性应该询问有无生殖系统疾病。对于育龄期妇女，用药期间对其月经与生育史的询问尤其重要，因为许多中药，诸如具有活血化瘀作用的方剂和中药，均会影响到月经的气、量、色、质及胎儿的发育。

过敏史：

过敏史（药物、食物和其他接触物），中药临床药师应该仔细鉴别患者描述的药物"过敏史"，明确其为药物性皮疹，还是过敏性哮喘？甚至有的患者将使用某药后出现的一般不良反应，认定为对该药过敏，中药临床药师应该对此进行详细询问，反复核实，缜密推敲，以明确药物反应类型，为下一步的临床合理用药提供一份准确可靠的病例资料。

药物不良反应及处置史：

系指患者入院前曾发生的药物不良反应与处置手段、结果。

入院诊断：

中医诊断：①包括中医病名诊断与证型诊断；②中医病名诊断尽量与主诉的内容保持一致，与西医诊断应该可汇通；③中医病名诊断可以有多个存在；④中医疾病病名与证型病名，应该尽量遵循《中华人民共和国国家标准——中医临床诊疗术语疾病部分》和《中华人民共和国国家标准——中医临床诊疗术语证候部分》。

西医诊断：严格按照现代医学的相关诊断标准与要求，尽量将第一诊断与主诉一致。中药临床药师对于西医诊断内容，一般以临床医师的病历书写内容为准。

出院诊断：

中医诊断：包括中医病名诊断与证型诊断，是指对入院诊断明确后的诊断整理结果，不是指患者出院时的即刻诊断。

西医诊断：出院时已经明确的临床诊断或仍然存在的疑难问题，详细参考临床医师的病历书写内容。

住院期间主要治疗药物：

包括用药目的、药品名称、用药剂量、用法、用药日期，可以按下表记录：

用药目的	药品名称	用药剂量	用法	开立日期	停止日期

病例特点描述：

系指对患者主诉、病史特点、用药史、相关检验检查结果等信息的概括性描述。

初始药物治疗方案：

系指根据本次入院诊断所设计的初始药物治疗方案。包括中西药结合治疗方案，一般是根据患者住院病历中首次病程记录下面的首次诊疗计划整理出来的初始药物治疗方案。此方案一般由主治及以上医师制订。

初始治疗方案分析：

（1）系指对初始治疗药物方案所进行的分析。治疗过程中新出现的临床诊断及治疗方案分析，在"药物治疗日志"中记录。

（2）对初始治疗方案进行分析时，一定要结合相关疾病的临床治疗学及有关学会制定的最新指南或专家共识，评价监护患者的治疗方案适宜性，并提出相应的建议方案。

（3）对于中医治疗方案的分析应该结合疾病的病因病机、治疗原则、治疗方法，评价内容包括中医药治疗的各种技术手段（如中药注射剂、中成药、中药外治法及针灸治疗等）。

（4）最好将中西医的治疗原则分别评估。

初始药物治疗监护计划：

（1）系指根据初始治疗方案所制订的药物治疗监护计划。一般根据初始治疗时所使用的药物，分析其安全性与有效性。

（2）治疗过程中根据新出现的临床诊断、治疗方案所制订的药物治疗监护计划，在"药物治疗日志"中记录。

（3）中药学监护计划的制订：先分析出基本处方（如羚角钩藤汤加减），再结合具体用药，分析出临床医师处方拟解决的问题，根据实际处方，从选方、选药、剂型、服法等方面提出中药学建议，并且依据患者病情及处方用药，从有效性与安全性两个方面提出具体、可执行的药学监护计划。

（4）西药学监护计划按照西药的药理学、药物学知识及相关疾病的治疗学提出：重点关注中西药物在药效学与药动学上的相互作用。

（5）具体格式参照如下：

1）中药学监护计划。

2）西药学监护计划。

3）综合监护计划及中药临床药师建议。

4）患者用药指导和教育。

5）中医调摄。

药物治疗日志

1. 药物治疗日志主要内容

（1）日志部分需记录入院时间和入院诊断。

（2）患者住院期间病情变化与用药变更的情况记录（含治疗过程中出现的新的疾病诊断、治疗方案、会诊情况）。

（3）对变更后的药物治疗方案的评价分析意见与药物治疗监护计划。

（4）用药监护计划的执行情况与结果（包括药师参与情况与结果）。

（5）出院带药情况。 2. 每次记录应有学员签名,并注明记录时间（年、月、日）,危重患者要记录时刻。 3. 一般每3天书写记录1次,危重患者随时书写记录。
药物治疗总结
1. 患者治疗过程总结。 2. 药师在本次治疗过程中参与的工作及发挥的作用。
临床带教老师评语
对完整教学药历的评语
药学带教老师评语
对完整教学药历的评语